Bénédicte LE PANSE

Santé et performance sportive

RÉÉQUILIBRAGE ALIMENTAIRE

Atteindre ses objectifs de poids sans privation

@mphora
27, rue Saint-André-des-Arts - 75006 PARIS

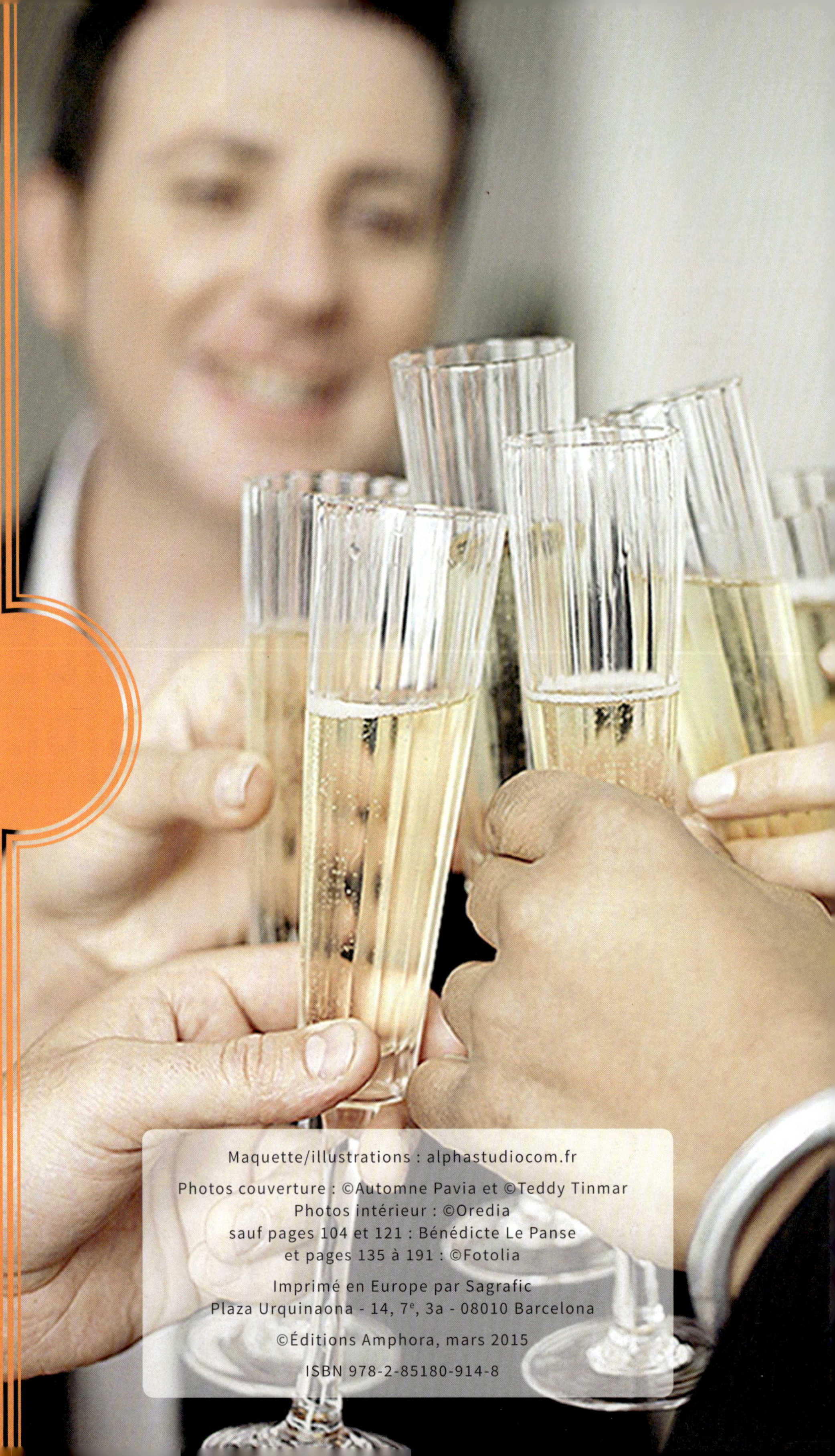

Maquette/illustrations : alphastudiocom.fr

Photos couverture : ©Automne Pavia et ©Teddy Tinmar
Photos intérieur : ©Oredia
sauf pages 104 et 121 : Bénédicte Le Panse
et pages 135 à 191 : ©Fotolia

Imprimé en Europe par Sagrafic
Plaza Urquinaona - 14, 7e, 3a - 08010 Barcelona

ISBN 978-2-85180-914-8

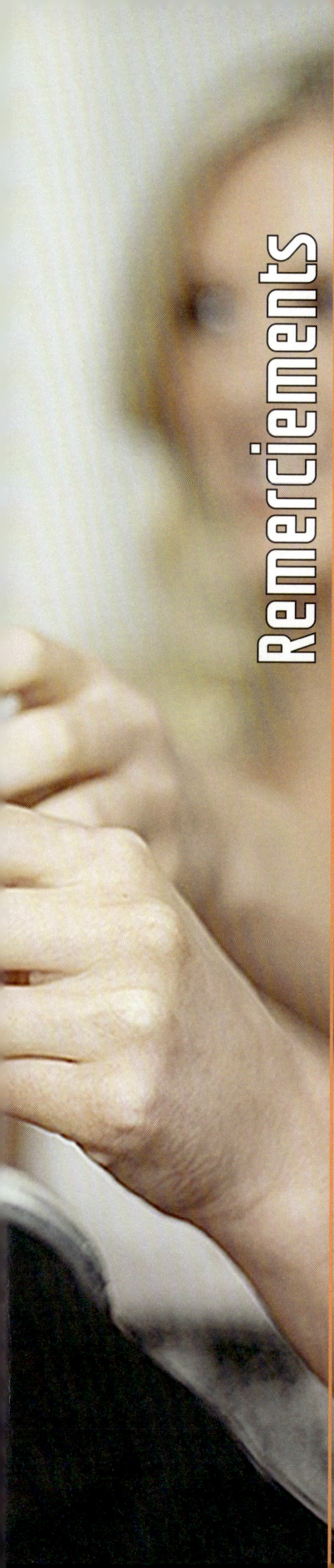

Remerciements

La Méthode LE PANSE est le fruit de plusieurs années d'expérience, de pratique, d'observation et de compréhension du corps face à divers facteurs.

Je tenais à remercier tout particulièrement :

Les Éditions Amphora, l'ensemble des collaborateurs sans lesquels cet ouvrage n'aurait pu aboutir.

Renaud Dubois, Directeur des Éditions qui m'a témoigné sa confiance.

Mais également les personnes suivantes qui ont appliqué ma méthode : Automne Pavia, Valérie Karsenti, Jean-Louis Dutaret, David Brécourt, David Baechler, Alain Lacheze, Ghani Yalouz, Gaston Parage, Teddy Tinmar, Frédéric Mompo, Vencelas Dabaya, Constance Fouchard, Philippe Bendjoudi, Anthony Dizy, Alexandra Sarramona, Frédéric Bouraly, Olivier Delvincourt et Burnashev Rashid.

Un clin d'œil particulier pour Valérie Karsenti, comédienne, alias Liliane, marraine de ma Méthode, qui a su appliquer mes conseils lui permettant de rester au top dans la vie de tous les jours comme sur les tournages ! Un tourbillon, une énergie incroyable... Une véritable scène de ménage !

À Éric Herduin et Maître Olivier Delvincourt pour leur aide précieuse apportée dans leurs domaines de prédilection depuis le début de l'aventure.

À l'Institut de Prévention et de Recherche sur l'Ostéoporose (IPROS), de médecine du sport et des EFR du CHR d'Orléans, où j'ai passé ma thèse et avec lesquels je continue de collaborer.

Aux Docteurs Éric Lespessailles et Virgile Amiot.

Sans oublier l'académie des sports de Kazan et l'université de Yelabuga (Russie) pour les travaux effectués ensemble : à Firuza Zotova, Merzon Elena, Kadrya Volkova, Oleg Razzhivin et Véronica Gayvoronskaya.

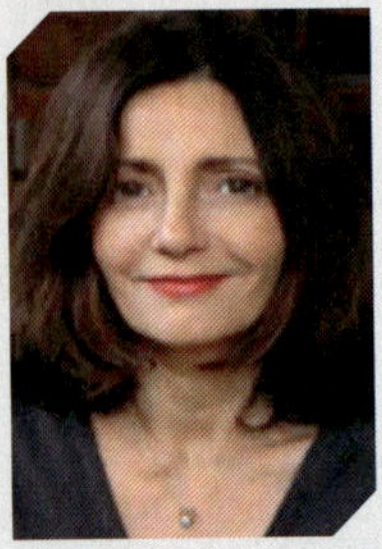

J'ai passé quelques années à faire le yoyo avec mon poids comme beaucoup de filles ! Et j'ai rencontré Bénédicte ! Pas de culpabilité, pas de frustration, pas de déception !

Première rencontre :
Bénédicte : « Qu'est-ce que vous aimez manger Valérie ? »
Valérie : « Tout ! »
Bénédicte : « Génial ! Ça va être très simple ! »
Deuxième rencontre :
Bénédicte : « Je vous ai apporté une bouteille de Champagne, c'est mes voisins qui le font, il est très bon ! »
Valérie : « Effectivement, ça va très bien se passer ! »
Voilà, les premiers contacts furent humains, intelligents, professionnels et le résultat rapide. Sérieusement, au bout de quelques semaines, perte de poids et énergie retrouvée ! Alors quand Bénédicte m'a demandé d'être la marraine de sa méthode, j'ai dit oui !

Cette méthode, basée sur un rééquilibrage alimentaire, n'est jamais associée à des périodes de privations, de frustrations ou de contraintes, contrairement à beaucoup de régimes qui se traduisent la plupart du temps par un échec.
Le rééquilibrage que m'a proposé Bénédicte m'a permis de retrouver l'énergie dont j'ai besoin dans mes activités quotidiennes, de maintenir mon poids en conservant ma masse musculaire.
Mon sommeil est également amélioré, ce qui me permet une meilleure récupération.
Et comme me le répète souvent Bénédicte : « Ma méthode s'appuie sur un ensemble de facteurs scientifiques propres à chacun, durables, et c'est la raison pour laquelle je te la recommande ! »

Valérie KARSENTI
Comédienne
Marraine de « La Méthode Le Panse »

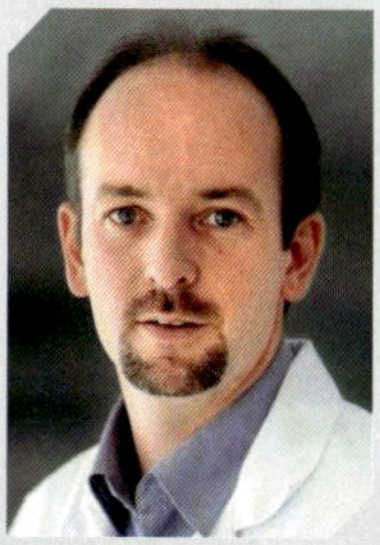

Trop souvent apparentés à des périodes de privation, la plupart des régimes se soldent par un échec car ils ne peuvent être poursuivis de manière pérenne sans avoir des répercussions sur l'équilibre global d'un individu.

Forte de son expérience personnelle de sportive de haut niveau et des nombreux retours sur les conseils qu'elle prodigue depuis plusieurs années, Bénédicte LE PANSE, nous propose de découvrir les outils indispensables à un rééquilibrage alimentaire durable.

Durable, car basé sur la connaissance des différents mécanismes qui gouvernent le corps humain mais également sur la prise en compte de la personnalité de chaque individu dans ce processus.

Grâce à ses connaissances en physiologie humaine, l'auteur nous permet de mieux appréhender l'importance du fonctionnement basal de notre organisme et du rôle de chaque aliment au sein de celui-ci afin de se libérer du joug des restrictions alimentaires.

Elle nous propose également une approche originale en mettant l'accent sur la notion de chrononutrition et la place de l'activité physique globale de l'individu dans l'élaboration de son projet. Enfin, grâce à de nombreux cas cliniques et à des exemples de menus types dans la dernière partie, le lecteur pourra plus facilement s'approprier les principes de cette méthode.

C'est toujours avec joie que nous l'accueillons dans notre service afin qu'elle puisse étayer avec des preuves scientifiques tangibles les effets de ses programmes de « réentraînement à la diététique ».

Finalement, on retrouve dans cet ouvrage tous les ingrédients que Bénédicte distille au quotidien à tous ceux qui ont déjà pu bénéficier de la méthode LE PANSE, comprenant une bonne dose d'enthousiasme, ajoutée à une rigueur scientifique, agrémentée d'un soupçon d'optimisme et de l'indispensable bon sens pratique.

Docteur Virgile AMIOT
Médecin du sport
Chef de service en Médecine du sport et explorations fonctionnelles respiratoires au CHR d'Orléans.

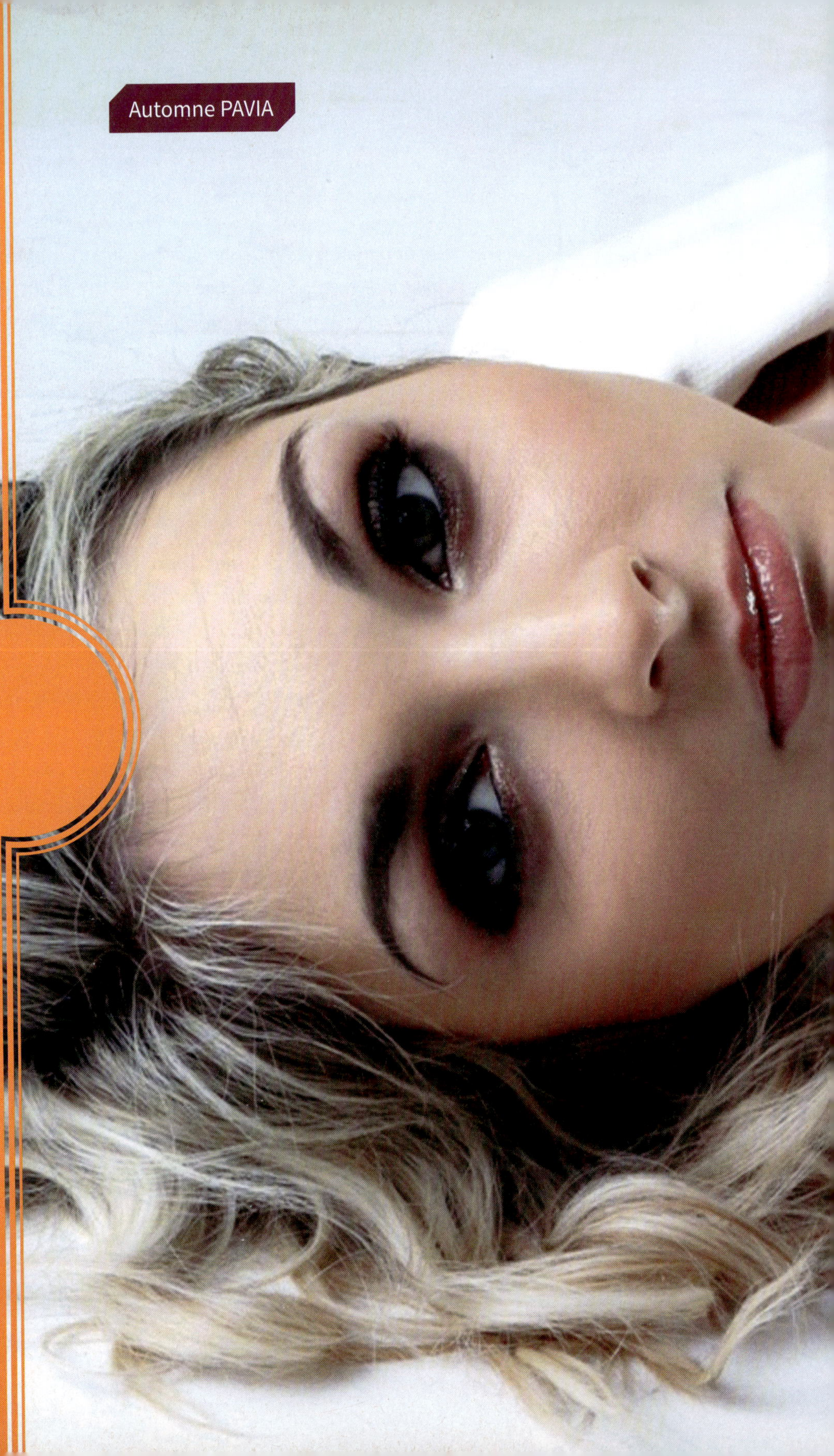

TÉMOIGNAGES

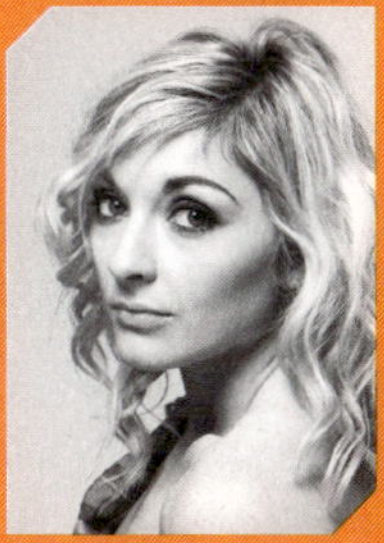

Automne **PAVIA**
Sportive de Haut Niveau Judo
Troisième aux Jeux olympiques de Londres 2012,
Championne d'Europe 2014

Je suis avec rigueur la méthode de Bénédicte qui sait parfaitement conjuguer ses côtés humain, professionnel et rationnel en tant qu'athlète de haut niveau elle-même et docteur en Physiologie.

Régulièrement au-dessus du poids, c'est avec succès que j'applique ses conseils lors des préparations de mes grandes échéances : championnat d'Europe et du Monde. Il n'y a absolument rien de compliqué : il faut faire l'inverse de ce que nous, athlètes, faisons régulièrement, c'est-à-dire manger et non se cantonner à limiter les aliments à l'approche des compétitions pour être au poids.

Le dynamisme de Béné, son professionnalisme, sauront vous transmettre des valeurs réalistes pour obtenir les meilleurs résultats et être en forme jusqu'au jour J.

Très humaine et proche de moi, je continue de suivre ses conseils jusqu'aux prochains Jeux olympiques de Rio 2016 !

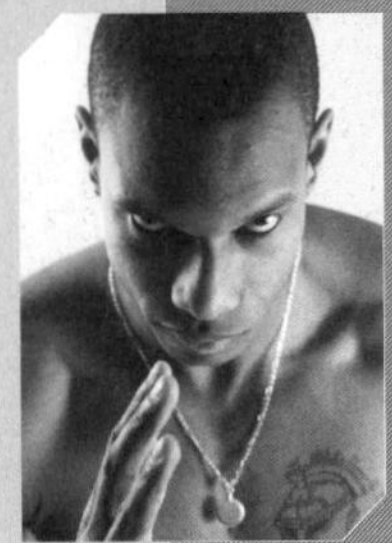

Teddy **TINMAR**
Sportif de Haut Niveau Athlétisme
Vice-Champion du Monde

Sportif de haut niveau depuis 2009 et étant en collaboration avec Bénédicte depuis quelques temps, j'ai rapidement vu la différence quant à la modification de ma morphologie. Sa patience et sa méticulosité sont des atouts majeurs pour la haute performance et je la remercie.
Depuis je me sens beaucoup mieux, moins fatigué à l'entraînement et j'ai beaucoup plus de ressources sur les séances d'entraînement.
Suivre ses conseils permet d'optimiser toutes vos chances de gagner ! Obtenir une alimentation saine et équilibrée, c'est aussi prendre soin de sa santé !

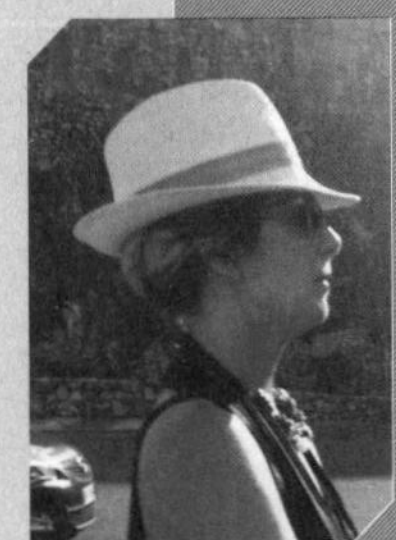

Constance **FOUCHARD**
Comédienne
Responsable de la communication chez KABO Productions

- Bonjour, je m'appelle Constance, et je suis gourmande anonyme.
- Bonjour Constance !!

C'est ce qui me pendait au nez si je n'avais pas rencontré Bénédicte. Entre ma vie de famille, ma vie de bureau, et s'il me reste du temps, ma vie à moi, impossible de trouver un régime alimentaire qui réponde à mes trois critères qui sont : être en bonne forme, tout en se faisant plaisir et en plus avoir les jambes de Gisèle Bündchen.
Tous les régimes que j'enchaînais me mettaient en dépression pendant trois semaines, pour perdre cinq kilos avant l'été, et en reprendre six à l'automne, voire deux de plus l'hiver. Classique, mais déprimant quand même.
Ce que j'aime dans la méthode de Bénédicte, c'est que je réapprends à m'alimenter sainement, tout en gardant mes aliments spécifiques propres à mes goûts. Je suis en forme, donc mieux dans ma tête et donc cela se voit.
Ce que j'aime aussi, et ce qui fait la spécificité de la Méthode Le Panse, c'est comprendre comment mon corps réagit en fonction de ce que je lui donne. Car en réalité, le secret est qu'on peut manger de tout, mais pas n'importe quand.
Ayant été élue *« Miss Gourmande Île-de-France 2013 qui ferait bien d'arrêter de se plaindre d'être trop grosse alors qu'elle mange de la junk food tous les jours »*, quel bonheur d'entendre Bénédicte me dire au deuxième rendez-vous de notre programme : *« Mais tu sais, c'est très bien un burger maison ! »*

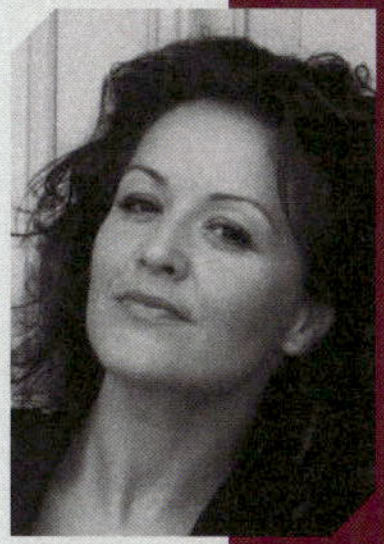

Alexandra **SARRAMONA**
Comédienne et coach sportif

C'est à la Le Panse Academy, afin d'obtenir mon diplôme de coach sportif, que j'avais rencontré Bénédicte. Très impressionnée par son palmarès de sportive de haut niveau en Force Athlétique, je découvre alors qu'elle est une véritable professionnelle de la nutrition.

À l'aube de mes 40 ans, je cherchais l'équilibre entre mon corps et mon esprit pour exercer mon métier de comédienne. Je sentais qu'il était nécessaire de me rééduquer sur le plan alimentaire.

Ni une ni deux, je veux en savoir plus et lui demande de me préparer mon programme alimentaire.

Plus question de faire tous ces régimes hyperprotéinés qui vous détruisent l'organisme et vous demandent énormément de contraintes.

À ce jour, j'ai trouvé ma stabilité, ma liberté et la vitalité de mes 20 ans !

Croyez-moi, la Méthode Le Panse c'est 100 % réussite !

Bénédicte, tu m'étonneras toujours.

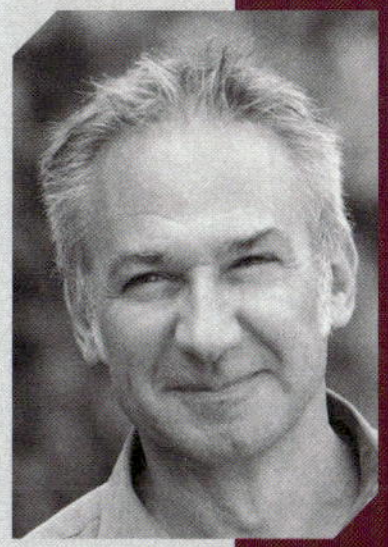

Professeur Éric **LESPESSAILLES**
Rhumatologue CHR Orléans
Directeur EA 4708 - I3MTO, Université Orléans
Président de l'Institut de Prévention et de Recherche sur l'Ostéoporose

Bénédicte Le Panse est Docteur en Activités Physiques et Sportives, et athlète de très haut niveau en Force Athlétique.

Son ouvrage est une vraie gageure car il vise à explorer les différentes facettes des relations santé et alimentation, en particulier chez les sportifs.

Des messages simples, fondés sur le bon sens et l'expérience scientifique et sportive de Bénédicte ponctuent agréablement cet ouvrage.

« Manger équilibré, adapter ses apports alimentaires au besoin énergétique, individualisation des conseils, rééquilibrer sans frustrer... »

Gageons que ce livre aura le succès qu'il mérite, bonne lecture !

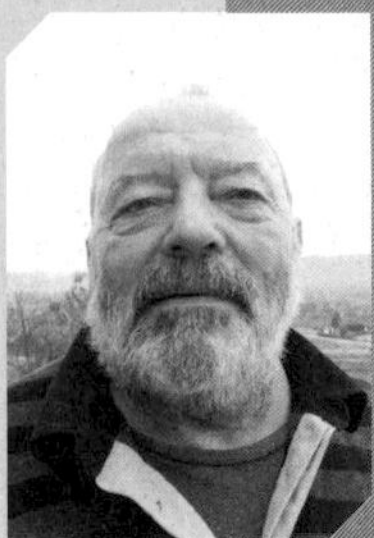

Alain **LACHEZE**
Entraîneur National
Force Athlétique, Rugby, Football, Athlétisme

Bénédicte a vu le jour en 1978 dans la Beauce et, après de somptueuses études dans cette charmante région, elle a rejoint le creps de Toulouse où elle a passé le BEES HACUMESE 1er degré. De retour sur Orléans, elle enchaîna la réussite et les succès pour terminer par un doctorat de physiologie. Mais ce n'est pas tout, parallèlement elle a mené une carrière d'athlète de haut niveau en force athlétique avec un grand nombre de titres.

Pour mémoire, la force athlétique est un sport à catégories de poids et il faut savoir gérer le poids de corps et la condition physique pour être efficient. Elle a obtenu des titres de championne de France, d'Europe et du Monde. Elle est toujours au summum de sa forme en 2015 et ce depuis 20 ans !

Toutes les raisons et toutes les conditions sont donc réunies pour élaborer et mettre en place un rééquilibrage simple et efficace pour les personnes qui le souhaitent.

Elle a su conjuguer le rationnement et la forme physique en amplifiant les effets des différents éléments de son rééquilibrage alimentaire.

Actuellement elle conseille des judokas, des lutteurs et des athlètes principalement, et elle obtient d'excellents résultats. Son efficacité est grandissante et sa renommée s'amplifie. C'est pour cela, avec le dynamisme, l'enthousiasme et l'opiniâtreté qui la caractérisent, qu'elle saura vous transmettre ses valeurs pour que vous puissiez obtenir les résultats souhaités.

N.B. : Je la connais depuis 1995 et je peux vous garantir qu'elle est toujours à la recherche de l'excellence.

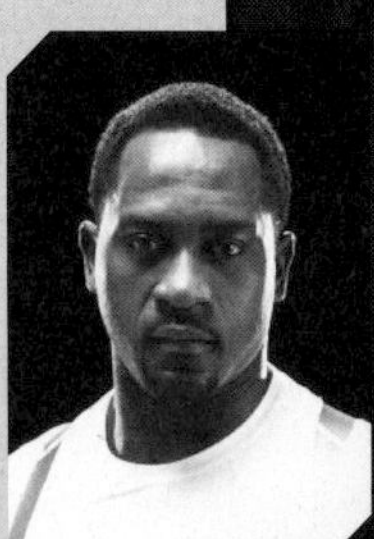

Vencelas **DABAYA**
Sportif de Haut Niveau, Haltérophilie
Champion du Monde en 2006 et Vice-Champion Olympique à pékin en 2008

L'haltérophilie est un sport qui m'a demandé une prise de poids en période d'entraînement intensif et une perte de poids variant entre 4 à 5 kg en fonction de ma catégorie de poids de corps en compétition. C'est la raison pour laquelle j'ai fait appel à Béné afin de mieux gérer ces prises et pertes de poids qui demandent une compétence et un savoir et savoir être. Sa méthode adaptée à chaque athlète contient tous les éléments essentiels. Je vous la conseille vivement car elle est d'un professionnalisme inégalable.

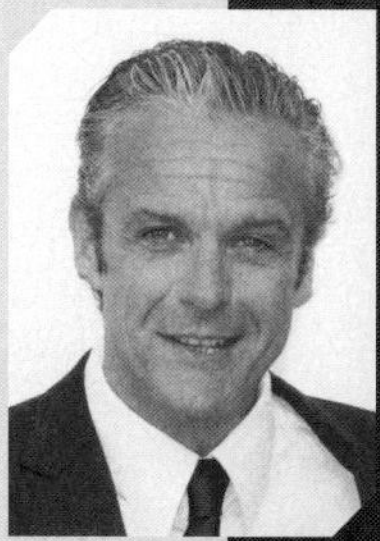

David **BRECOURT**
Comédien et metteur en scène

Cela faisait quelques années que je me posais des questions concernant mon hygiène de vie. Comment trouver mon équilibre ? Entre mon métier, mes activités sportives et mon alimentation ? Mon amie, la comédienne Alexandra Sarramona, élève à Le Panse Academy, m'a parlé de Bénédicte.
Jamais je n'aurais imaginé en rencontrant Bénédicte que ce joli petit bout de femme pouvait soulever jusqu'à 425 kg au total en force athlétique.
Bénédicte, tu as trouvé la solution à mon rééquilibrage alimentaire ! Tu as su allier mon activité physique et mes représentations théâtrales ! Challenge réussi, mille mercis à toi Bénédicte ! Et longue vie à la méthode LE PANSE !

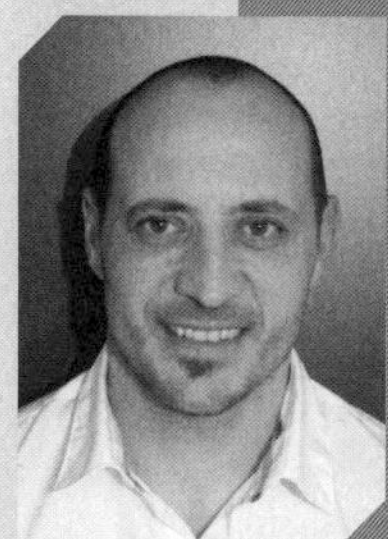

David **BAECHLER**
Sportif Haut Niveau, Bobsleigh et Haltérophilie
Entraîneur des équipes olympiques en Bobsleigh
23e en Bob à 4 aux J.O. de Sotchi en 2014
Cinq fois Champion de France en haltérophilie

En tant qu'athlète et entraîneur, j'ai observé à la fois les deux côtés bénéfiques de la méthode de Bénédicte. Tout d'abord en tant qu'athlète puisque les entraînements quotidiens conjugués aux semaines de travail sollicitent l'organisme, et arriver à l'entraînement « frais » et sans coup de «pompe» est un atout précieux. Du point de vue de l'entraîneur, il est aussi intéressant de pouvoir quantifier, et ce de façon très précise, l'apport journalier en vue de performer sur une séance, un cycle, avec l'athlète à entraîner, et de voir une évolution différente en prenant en compte l'alimentation.
Tout le monde dans notre entourage affirme bien manger, mais qu'est-ce que bien manger ? Moi-même, ayant reçu une éducation alimentaire simple et sans excès, j'affirme être novice lorsque j'explore l'univers complexe de la physiologie et des bienfaits ou non de l'alimentation sur notre organisme. Évoluant dans deux disciplines à catégories de poids, haltérophilie (individuel) et bobsleigh (poids de l'équipage), nous avons tous appliqué le rééquilibrage alimentaire qui nous a permis de répondre aux différentes échéances sans restriction, sans être non plus épuisés par les régimes du passé. Bénédicte a su dompter cette approche particulière, tout en ajustant pour chacun le ratio journalier parfait. Je suis très content d'avoir mis en œuvre cette méthode et j'encourage tous les sportifs, de tous niveaux, à connaître aussi bien leur planning d'entraînement que leur approche alimentaire...

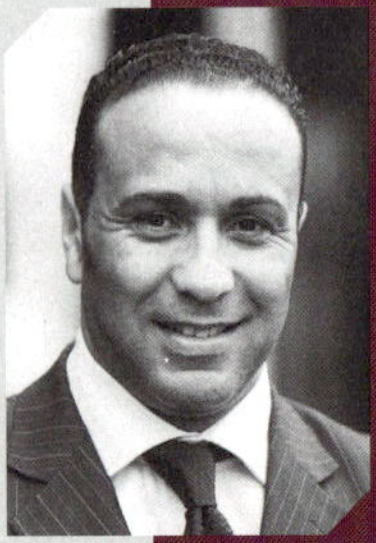

Ghani **YALOUZ**
Directeur Technique National de la Fédération Française d'Athlétisme
et sélectionneur des équipes de France
Vice-Champion Olympique de lutte

« Ghani, si tu veux être performant et perdre du poids dans de bonnes conditions, alors tu dois manger ! »

Les premiers échanges avec Bénédicte restent à mes yeux dans les annales ! Je suis resté pour ainsi dire assez dubitatif... Comment pourrait-on maigrir en mangeant ? J'ai été l'un des premiers à utiliser et bénéficier des qualités de Bénédicte à ses débuts.

Balayant les kilos superflus perdus en allant courir avant chaque échéance et en me privant régulièrement d'un bon nombre d'aliments, j'ai écouté attentivement l'argumentaire de Bénédicte qui me paraissait à la fois logique et appuyé sur un discours scientifique. C'est donc dans mes dernières années de lutte que j'ai écouté ses précieux conseils vis-à-vis de ma perte de poids. Il fut assez surprenant de voir l'aiguille de la balance prendre une direction différente de celle dont j'avais l'habitude...

Aujourd'hui Bénédicte a su mettre en avant toutes ses qualités humaines et de terrain au profit d'un panel de personnes qui souhaitent arriver à un objectif précis et durable. Elle a su allier son parcours universitaire et son expérience passée et actuelle de sportive de haut niveau.

J'ai eu la chance de côtoyer Bénédicte tout le long de sa carrière sportive et encore aujourd'hui. Persévérante et passionnée pour l'amour des autres et de son métier, je la rejoins dans cette méthode qu'elle a mise en place : rien n'est impossible par rapport aux limites que nous nous fixons !

Toutes les raisons et conditions sont réunies pour élaborer et mettre en place un rééquilibrage alimentaire adapté, individualisé en fonction du morphotype et de la singularité de chacun.

La méthode est simple et efficace, elle va à l'essentiel : pas de privations ni frustrations. L'objectif est atteint dans des conditions optimales et l'énergie est retrouvée.

J'encourage tous les sportifs à utiliser cette méthode afin d'optimiser leurs performances mais également l'ensemble des personnes qui souhaitent parvenir à un poids de forme en préservant leur santé.

En tant qu'entraîneur national, Directeur des équipes de France et depuis 2005 Directeur Technique National, je transfère auprès de mes athlètes et des coaches, cette hygiène de vie et cette rigueur indispensable au bien-être de chacun, permettant d'obtenir dans les meilleures conditions qui soient un résultat positif.

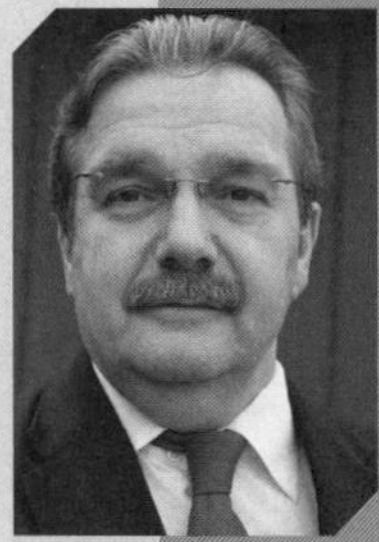

Gaston **PARAGE**
Président de la Fédération Internationale de Force Athlétique

En tant que président de la Fédération Internationale de Force Athlétique, je suis ravi de l'édition de cet ouvrage sur les bases fondamentales du rééquilibrage alimentaire par la méthode Le Panse.
Bénédicte est athlète de haut niveau en force athlétique depuis maintenant 20 ans. Elle a su concilier à la fois ses études de physiologie et son palmarès sportif avec plus de 40 médailles sur la scène internationale dans la catégorie des 47 kg. Elle sait gérer parfaitement son poids et celui des autres.
Aujourd'hui elle transmet ses valeurs auprès d'un bon nombre d'athlètes internationaux et les accompagne dans leur démarche alimentaire afin d'optimiser leurs performances.
Nous sommes dans une discipline sportive où la perte de poids doit être la plus méticuleuse possible pour éviter les contre-performances sous les barres. Également membre du comité médical au sein de notre fédération, Bénédicte est une véritable pointure dans ses connaissances théoriques mais aussi pratiques. Elle sait gérer, adapter, et reste ce qui est le plus important à mes yeux : très humaine et pleine d'humilité.

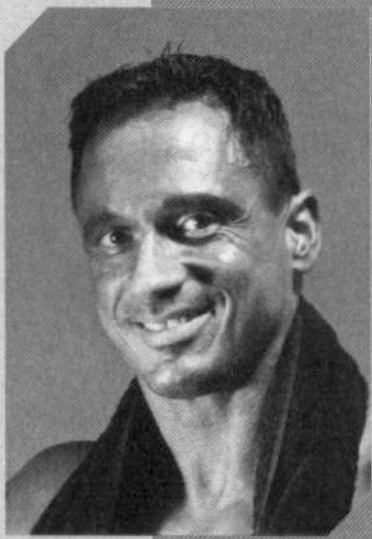

Fréderic **Mompo**
Entraîneur National de Culturisme
Cinq fois Champion du Monde

Cela fait maintenant 20 ans que je connais mon amie Bénédicte. Je l'ai connue au tout début de sa pratique sportive et de son parcours universitaire. Bénédicte a développé la Méthode LE PANSE qui est simple et accessible à tous. Son protocole s'appuie sur une démarche à la fois scientifique mais surtout individualisée en fonction des données physiologiques de chaque sujet et de ses objectifs.
Que vous soyez athlète ou non, sa méthode permet d'arriver à votre objectif dans des conditions optimales, sans danger pour la santé, et ce durablement. Pas de privations ni de frustrations, seulement le plaisir de manger de tout et sans culpabilité !
J'encourage vivement les personnes désirant perdre du poids et/ou retrouver toute leur énergie à appliquer le méthode LE PANSE afin de parvenir le jour d'une échéance dans un état de forme optimal.

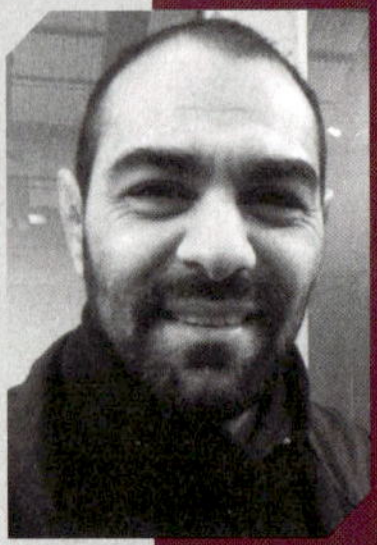

Philippe **BENDJOUDI**
Sportif de haut niveau, lutte
7e aux Championnats d'Europe
Entraîneur et responsable du suivi des athlètes

J'ai rapidement pris conscience que la perte de poids dans ma discipline était un facteur déterminant de la performance. Après maintes échéances ratées dues a un manque de sérieux ainsi qu'un manque de connaissance en la matière, Bénédicte a su m'apporter son professionnalisme par une méthode cohérente et parfaitement adaptée à ma discipline .

Quel bonheur de pouvoir manger jusqu'au jour de la pesée sans aucune carence en vitamines ni minéraux, en étant en forme malgré la charge d'entraînement. De plus, cette méthode m'a permis, par une perte de poids progressive, de ne pas me blesser pendant mes préparations.

Aujourd'hui entraîneur de lutte, Bénédicte s'occupe régulièrement de mes athlètes ; elle leur assure un suivi et un rééquilibrage nutritionnel qu'ils jugent indispensables à la performance.

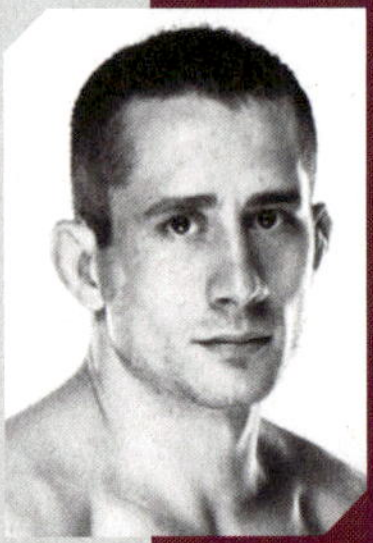

Anthony « la masse » **DIZY**
Combattant pro MMA au Bellator (USA)

Dans notre discipline, la perte de poids avant un combat est extrêmement importante. En effet, dans le but d'être plus performants, les combattants de MMA perdent beaucoup de poids afin de ne conserver que le muscle sur la balance.

Je suis donc confronté à ce problème depuis de nombreuses années.

Les régimes mettent le corps à rude épreuve, et s'ils sont mal faits, peuvent être dévastateurs pour la performance, j'en ai déjà fait les frais malheureusement.

Suite à quelques aventures périlleuses, j'ai décidé de mettre toutes les chances de mon côté afin d'optimiser ma performance.

C'est donc naturellement qu'en 2012 j'ai fait appel aux compétences de Bénédicte Le Panse. À son contact, j'ai été surpris de la complexité de notre alimentation sportive. Il me paraît désormais indispensable d'avoir un soutien professionnel en terme de nutrition.

Nous avons des préparateurs physique, technique, managers, mais « le physiologiste » est bien trop souvent marginalisé comparé au soutien qu'il peut apporter.

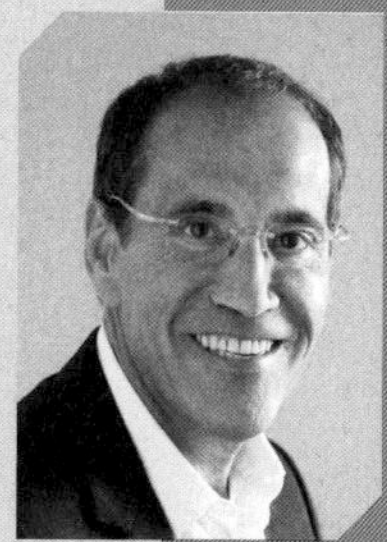

Jean-Louis **DUTARET**
Président TVSPORTEVENTS

Je suis toujours parvenu à ne pas prendre de poids et même à en perdre quand je voulais par un régime quasi exclusivement protéiné. Tout ce qui était sucré était banni, sans que cela ne me chagrine, n'étant pas porté sur les douceurs. À cela s'ajoutait l'exclusion au maximum des fruits et légumes. J'ai toujours eu une activité sportive régulière, mais depuis deux ans, j'ai entrepris un coaching de renforcement musculaire intense combiné à une grande activité professionnelle. J'ai alors ressenti sinon une fatigue du moins des signes fréquents de coups de barre, des envies de faire de petites siestes, des lourdeurs dans les jambes et un manque d'entrain. Je me suis alors rendu compte que quelque chose clochait. N'ayant pas de signes cliniques de défaillances physiologiques, j'ai pensé qu'il était opportun de consulter pour connaître mes besoins par rapport à la vie que je menais et m'assurer que mon régime alimentaire consommateur à haute dose de produits protéinés était adéquat. J'ai pu rencontrer Bénédicte Le Panse.

Le premier contact a été marqué par l'énergie que dégage Bénédicte ; physiquement, c'est palpable, et quand elle expose sa méthode, c'est encore plus évident. C'est une boule d'énergie incroyable et une redoutable oratrice déversant optimisme et persuasion. Donc nous avons commencé l'étude de mon cas, renforcée par des analyses époustouflantes en hôpital. Les conclusions sont tombées et les conseils ont suivi. En deux semaines, le changement s'est produit, j'ai retrouvé petit à petit une alimentation équilibrée et un regain d'envie et d'énergie. Encore une fois, je ne cherchais pas à maigrir, mais à être en bonne condition pour la vie que je mène et assurer au mieux sans gêne ni fatigue mes objectifs professionnels et sportifs. Je dois dire que sans grossir, au contraire, j'ai retrouvé une vitalité étonnante et déjà bien amélioré mes performances, mon attention et la gestion de mon sommeil. Tout ce que m'avait dit Bénédicte est en train de se réaliser, sans privation, sans frustration, bien au contraire je m'inquiète de l'euphorie qui s'est emparée de moi. Tout cela sans la prise du moindre médicament, vitamine, minéraux ou protéines synthétiques, simplement en mangeant de façon diversifiée, en suivant les prescriptions de Bénédicte et aux moments indiqués par elle. Bref une méthode qui marche parce qu'elle est complète et individualisée sur des bases scientifiques avec, cerise sur le gâteau, une femme sympathique, chaleureuse et efficace.

Je ne peux, dans mon activité d'organisateur d'événements sportifs de haut niveau, en voyant les athlètes concourir, que me demander quelle progression ils pourraient attendre s'ils utilisaient la méthode de Bénédicte Le Panse.

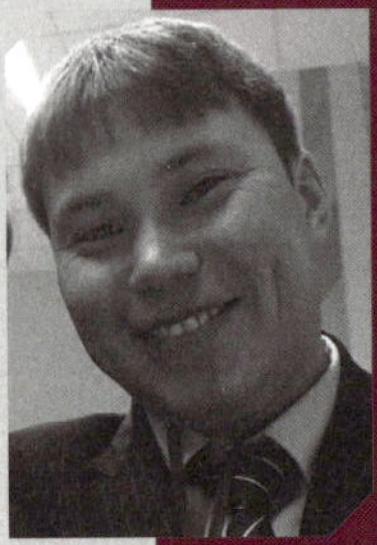

Burnashev **RASHID**

The main specialist of international department of Athletic federation of Uzbekistan

I met with the method of Le Panse about a year ago and personally met with Benedicte Le Panse who founded *Le Panse Academy* based on her method. Several tourists visited this academy on my recommendation, and about three months were exciting and wellness program by this method.

We also sent our athletes to recover and prepare for competitions where she has applied her method and when they came back home many of them were included to the national team of Uzbekistan: in judo, arm wrestling and athletics. The results were excellent.

This method suits for everybody and very easy to apply. I am gratitude the team of La Panse Academy and wish her well-being! I look forward to further cooperation!

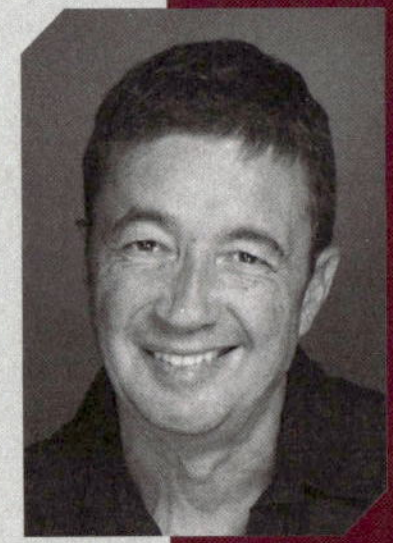

Frédéric **BOURALY**

Comédien

J'ai rencontré Bénédicte grâce à mon amie Valérie Karsenti. Enfin non... Ce n'est pas « grâce » à Valérie, mais « à cause » de Valérie ! Pour moi, le résultat a été un désastre ! Comme j'ai perdu plusieurs tailles de pantalon en peu de temps, sans m'en rendre compte, sans avoir faim et sans frustration, j'ai dû refaire toute ma garde-robe ! Un scandale ! En plus, comme Bénédicte est adorable et très compétente (son rééquilibrage alimentaire marche avec tout le monde), on ne se rend compte de rien ; c'est la perfidie incarnée !

Le pire, c'est que maintenant, je suis en pleine forme... Du coup, ma femme me demande de faire les courses tous les jours, de couper du bois (on n'a même pas de cheminée !) et de le porter pour monter nos cinq étages... Et tout le monde trouve ça normal ! Quand j'étais mou et moche, j'étais peinard... Mais c'est vrai que j'étais mou et moche... C'est un choix...

Ma femme me préfère comme je suis maintenant... Allez savoir pourquoi...

C'est vraiment n'importe quoi. Mais c'est tellement bon !

Amicalement... avec la patate !

(Que j'ai aussi le droit de manger... en maigrissant quand même ! Non, vraiment, c'est un scandale...)

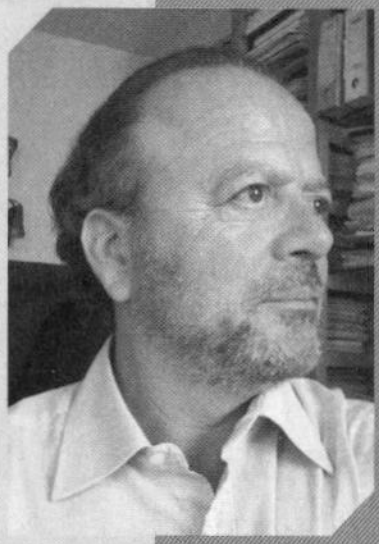

Olivier **DELVINCOURT**
Avocat
Président d'un club de Rotary

Marathonien mais fumeur, j'ai tenté à plusieurs reprises de mettre fin à cette addiction et j'ai toujours repris après plusieurs mois d'arrêt en raison de l'importance de mes prises de poids.
Mais ça c'était avant...

Avant d'avoir la chance de rencontrer la géniale Bénédicte Le Panse et sa non moins géniale méthode.
Deux ans plus tard, le tabac c'est du passé, je n'ai pas pris un gramme, et tout cela en rééquilibrant mon alimentation, sans privation, sans me serrer la ceinture, en retrouvant l'énergie nécessaire à mon activité libérale.
En effet, les « régimes » qui nous sont généralement proposés reposent, soit sur la réduction drastique des calories absorbées, soit sur la prise massive de certains nutriments au détriment d'autres.
Il s'ensuit certes une perte de poids très provisoire mais une reprise de poids au moins aussi importante que les kilos perdus dès l'arrêt du régime.
Ici, on ne parle pas de régime mais de rééquilibrage alimentaire, d'une nouvelle manière de manger. On ne mange pas moins ni plus, on mange différemment, à satiété, en conservant le plaisir de la table.
C'est pourquoi je conseille cette méthode à tous ceux qui, comme moi, souhaitent arrêter de fumer sans prise de poids, mais plus généralement à tous ceux qui, toujours comme moi, ont une activité qui les conduit à manger un peu n'importe comment.
Les résultats sont très rapides mais surtout durables et permettent de se sentir vraiment mieux.

Merci Madame Le Panse !

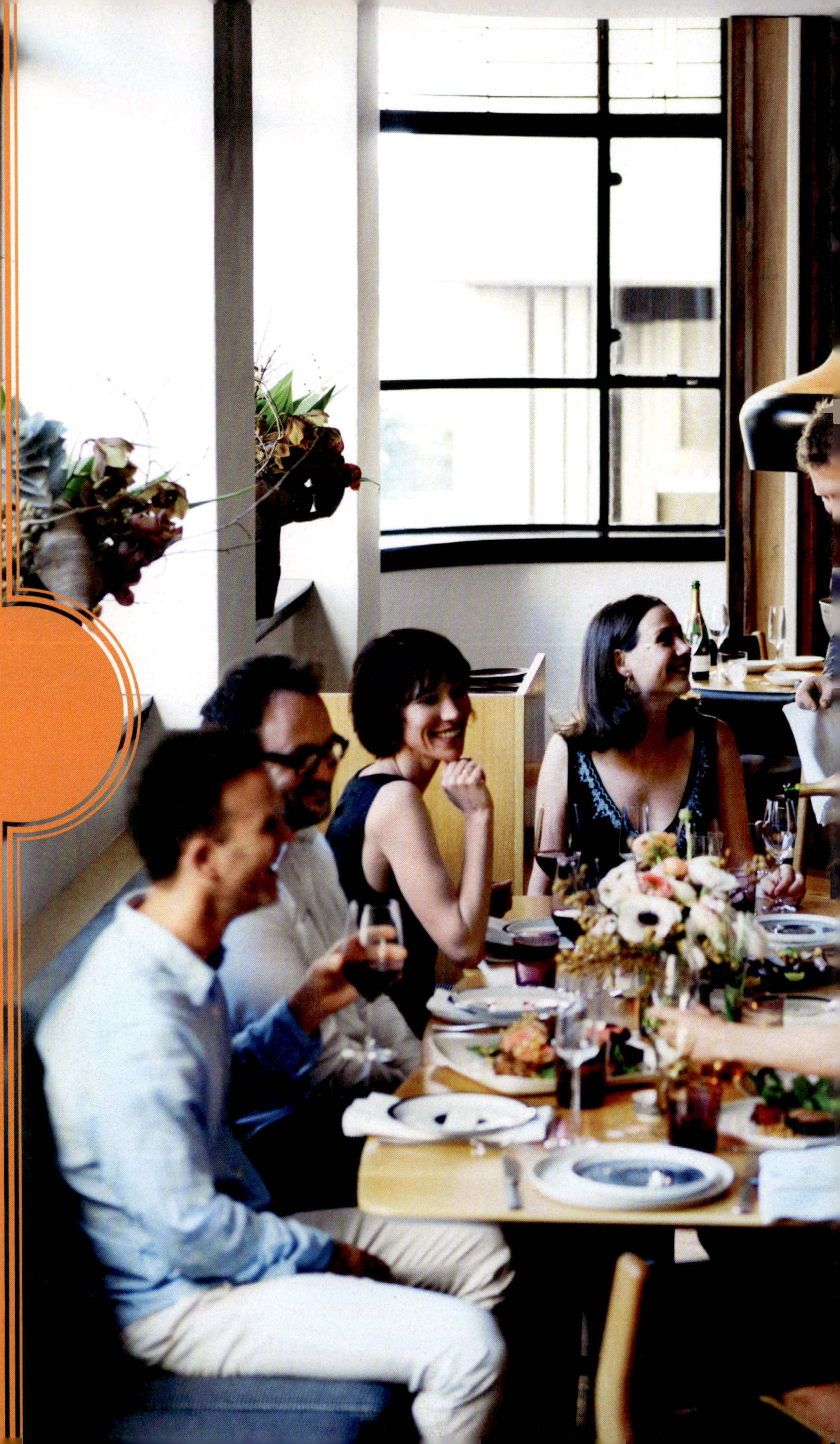

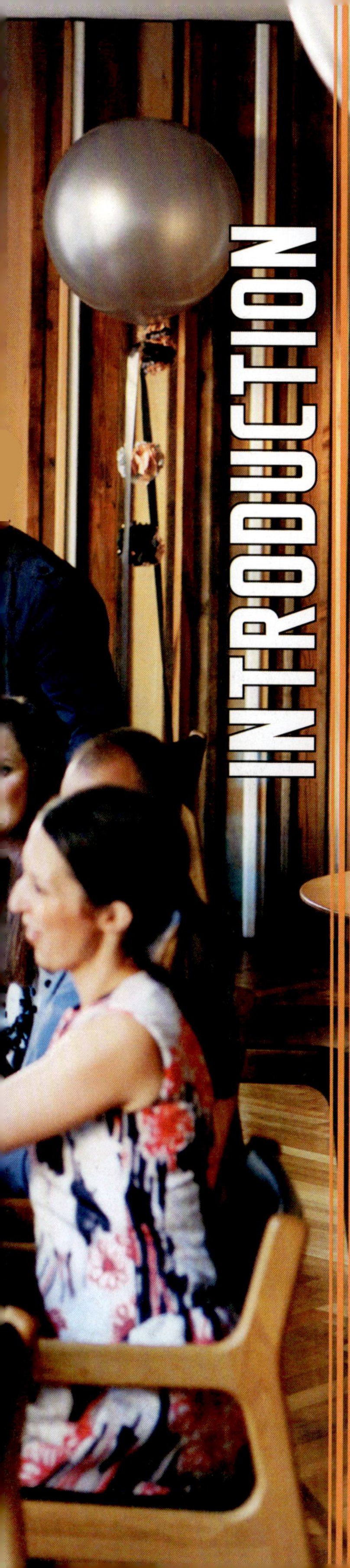

INTRODUCTION

Troublés et souvent frustrés par l'abondance d'informations publiées sur l'alimentation et la santé, de nombreux sportifs souhaitent s'appuyer sur des méthodes basées sur le « régime alimentaire » leur permettant d'optimiser leurs performances.

Le problème réside dans le fait que les articles ou les études fournissent rarement de certitudes, en dépit des titres accrocheurs dont ils bénéficient dans les médias, et la plupart restent trop généraux et non adaptés à un sujet type. C'est la raison pour laquelle j'ai mis en place un processus d'analyse visant à adapter une alimentation à un sujet de façon individualisée, en tenant compte de ses objectifs et dans le but d'être performant pour une échéance.

Le processus d'analyse scientifique est un chemin placé sous le signe de la découverte. Il implique évidemment l'acquisition de connaissances physiologiques à travers l'observation de preuves mesurables. Contrairement à ce que nous pouvons lire, croire, supposer, copier, la physiologie de l'homme n'est en rien un chemin direct, sans embuscades : il faut donc prendre différentes directions d'explorations, entamer des virages et parfois même faire marche arrière lorsque nous nous trouvons dans une impasse afin d'obtenir la

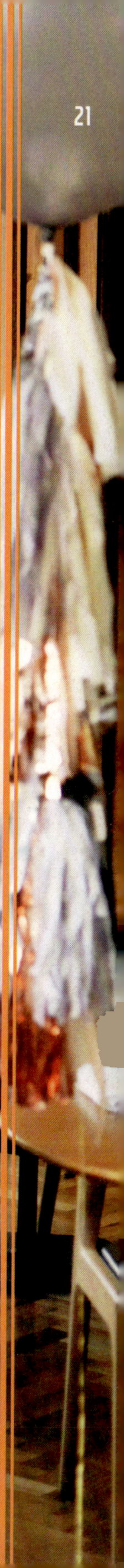

meilleure route possible ; le but étant d'obtenir des informations à chaque stade de notre parcours.

Docteur en physiologie depuis quelques années et athlète de haut niveau en Force athlétique, j'ai toujours trouvé très fascinant d'appréhender le corps humain dans sa globalité. C'est la raison pour laquelle j'ai mis en place une méthode que j'ai nommée «méthode LE PANSE», pour aider à la fois des sujets ayant un objectif de poids précis tout en préservant leur santé, mais aussi des athlètes afin d'optimiser leurs performances et/ou de les aider dans leur démarche de perte de poids pour ceux impliqués dans une discipline sportive à catégories. Cet ouvrage a pour objet d'aller à l'essentiel en mettant en évidence une partie théorique accessible à tous et une partie pratique réalisable par tous.

Nous sommes tous différents, uniques et présentons donc des qualités morphologiques, biologiques et physiologiques différentes. Ainsi, il va de soi qu'à chaque homme correspond une alimentation particulière et donc personnalisée afin de pouvoir aussi bien rester dans un état de forme constant, qu'optimiser ses performances sportives mais aussi physiques et intellectuelles.

Nous avons tous besoin d'énergie au quotidien. Cette énergie est apportée par l'alimentation qui va être la base de la construction et reconstruction de nos cellules.

À l'heure actuelle, nous sommes dans une société dans laquelle nous sommes confrontés à une multiplication de dépendances alimentaires entraînant un style de vie inconsciemment malsain où l'homme s'alimente par habitude ou tout simplement pour se divertir, s'occuper ou encore par simple dépendance. Ces dépendances sont ainsi l'objet de différents problèmes de santé, mais c'est malheureusement à leur apparition que chacun se remet en question.

Les variations de poids de corps (perte de poids, stabilisation, prise de poids) doivent avoir pour objet l'optimisation des performances : «s'alimenter correctement» reste aujourd'hui une définition basique et différente pour chaque personne. Parvenir à un objectif de poids, ce n'est pas retirer au fur et à mesure des semaines des aliments, mais au contraire s'appuyer sur un rééquilibrage alimentaire permettant de s'alimenter avec un panel d'aliments variés nécessaires au bon fonctionnement de l'organisme dans le but de performer.

Quel est le sportif, compétiteur ou non, qui n'a pas souffert à un moment donné de fringales, d'une soif intense ou de coups de pompe les quelques jours avant une échéance ou bien même le jour de celle-ci ? Qui ne s'alimente plus ou bien très peu avant un championnat pour une discipline à poids de corps de façon à perdre son poids rapidement pour un jour précis ?

Adopter de bonnes habitudes alimentaires, c'est anticiper des actions et des mesures bien avant un championnat, un événement, et non la veille.

Adopter une alimentation farfelue, illusoire, c'est entraîner une diminution des performances. En même temps, le manque d'énergie dû à une sous-alimentation cause des déficiences et des perturbations physiologiques conséquentes.

En nous équilibrant physiquement et psychologiquement, en comprenant la science, nous apprenons à nourrir nos cellules et surtout à devenir conscient de nos différences. Le corps ne peut encaisser n'importe quoi à n'importe quel moment, il faut donc adapter l'alimentation en fonction de chaque individu.

1

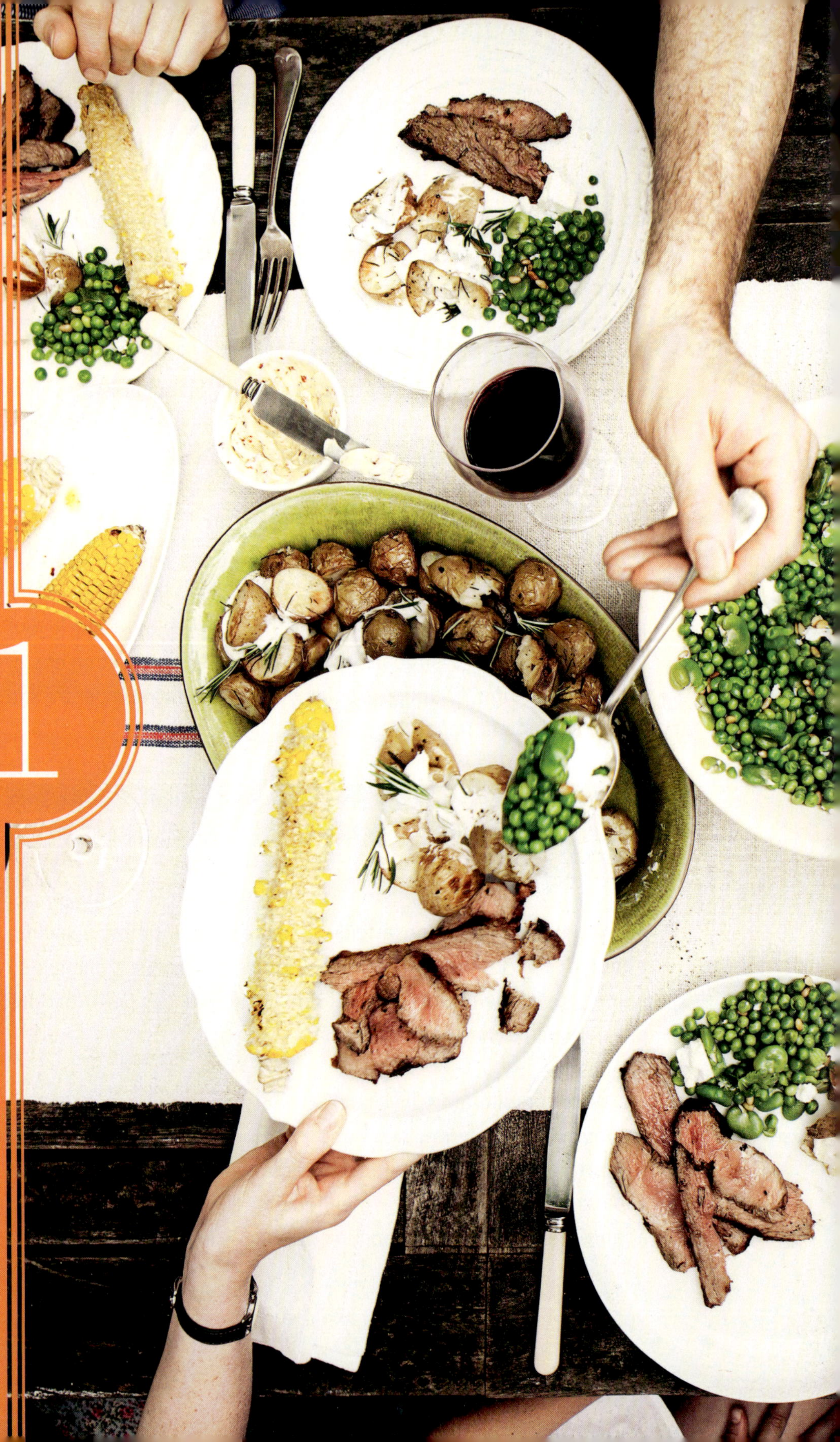

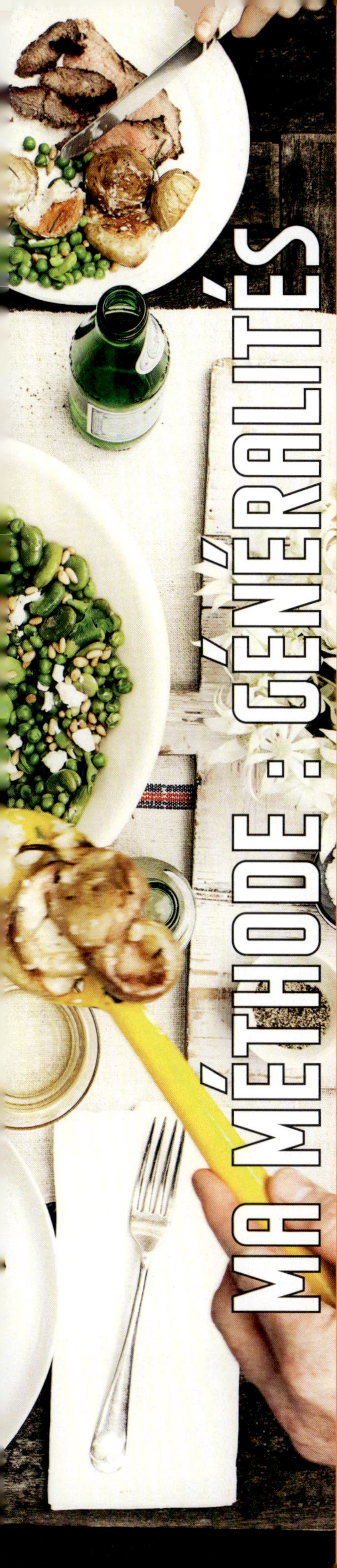

MA MÉTHODE : GÉNÉRALITÉS

Après un parcours riche en enseignements théoriques et pratiques, il me paraissait intéressant d'appliquer certaines règles. Formée à la physiologie, je m'oriente vers des recherches scientifiques impliquant la compréhension du corps humain soumis à divers facteurs. Comment perdre son poids sans danger et ne pas le reprendre ? Comment optimiser des performances sportives ou extrasportives grâce à l'alimentation ? Comment fonctionne le corps humain face à nos différentes activités quotidiennes, professionnelles et sportives ?

Après plusieurs années de développement et d'application de livrets alimentaires personnalisés et individualisés face à un panel de personnes différentes (sédentaires, cadres, acteurs, politiciens, sportifs de haut niveau), le rééquilibrage alimentaire par LA MÉTHODE LE PANSE a largement prouvé son efficacité.

À l'heure actuelle, sur l'ensemble de mes sujets étudiés, 90 % d'entre eux ont pour objectif une perte de poids pour un jour précis et 90 % d'entre eux s'alimentent bien en dessous de ce que leur organisme devrait consommer ; c'est-à-dire qu'après analyse, leur apport alimentaire est en dessous des réelles valeurs théoriques.

Il me paraissait donc indispensable de leur proposer des conseils afin d'obtenir le

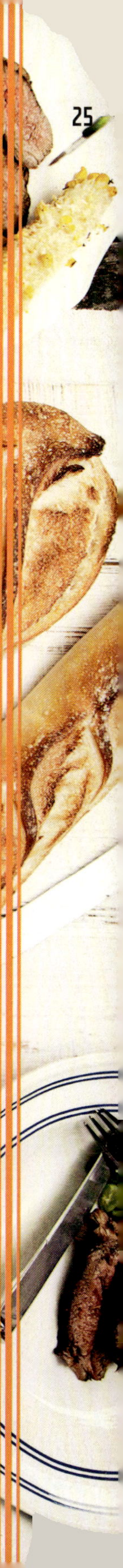

poids idéal pour un jour J et pouvoir garder un rendement sportif, énergétique en adéquation avec leur discipline ou leur activité extra-sportive.

Outre le côté médical que j'utilise en laboratoire de recherche et qui n'est pas toujours accessible, j'ai voulu aborder quelques points à travers cet ouvrage, permettant à chacun d'appliquer et de mettre en place facilement son propre rééquilibrage alimentaire.

Pour obtenir un rééquilibrage alimentaire, quatre facteurs sont primordiaux pour accéder aux meilleurs résultats :

1 ■ Individualité de la personne.

2 ■ Alimentation adaptée au système hormonal.

3 ■ Prise en compte du morphotype.

4 ■ Exclusion des contraintes et frustrations.

Aujourd'hui, la beauté et la performance ne se résument donc pas à une silhouette standardisée. Chaque personne, quels que soient sa morphologie, son âge, ses contraintes, ses activités, doit posséder une alimentation très personnalisée avec des quantités précises en matière de substrats énergétiques (protéines, glucides, lipides).

Quels que soient les objectifs de chacun, il faut évidemment réconcilier l'esprit emprisonné par le côté esthétique des images actuelles et le corps de chacun forcément unique par son patrimoine génétique et physiologique.

Je vous propose donc de suivre cette ligne de conduite en regroupant l'ensemble de ces points de façon à optimiser vos performances et parvenir à vos objectifs.
Le protocole est donc simple et agit en profondeur sur l'ensemble de votre métabolisme, véritable booster de votre forme physique et mentale.

L'oxygénation tissulaire et métabolique est améliorée, la capacité d'élimination est multipliée par deux grâce à une activation et implication plus importante de vos hormones et en particulier de votre thyroïde, moteur même de votre organisme qui stimulera votre dépense d'énergie. C'est donc une sensation de bien-être que vous ressentirez dès les premières semaines, diminuant en parallèle le seuil de votre fatigue physique et mentale.

Le processus s'inscrit donc dans un modèle le plus simple qui soit, à rééquilibrer/réadapter progressivement votre alimentation en fonction de votre métabolisme.

Grâce à LA MÉTHODE LE PANSE, vous retrouvez votre poids idéal en fonction de vos objectifs, et ce progressivement et surtout durablement, sans frustration et sans risque pour la santé.

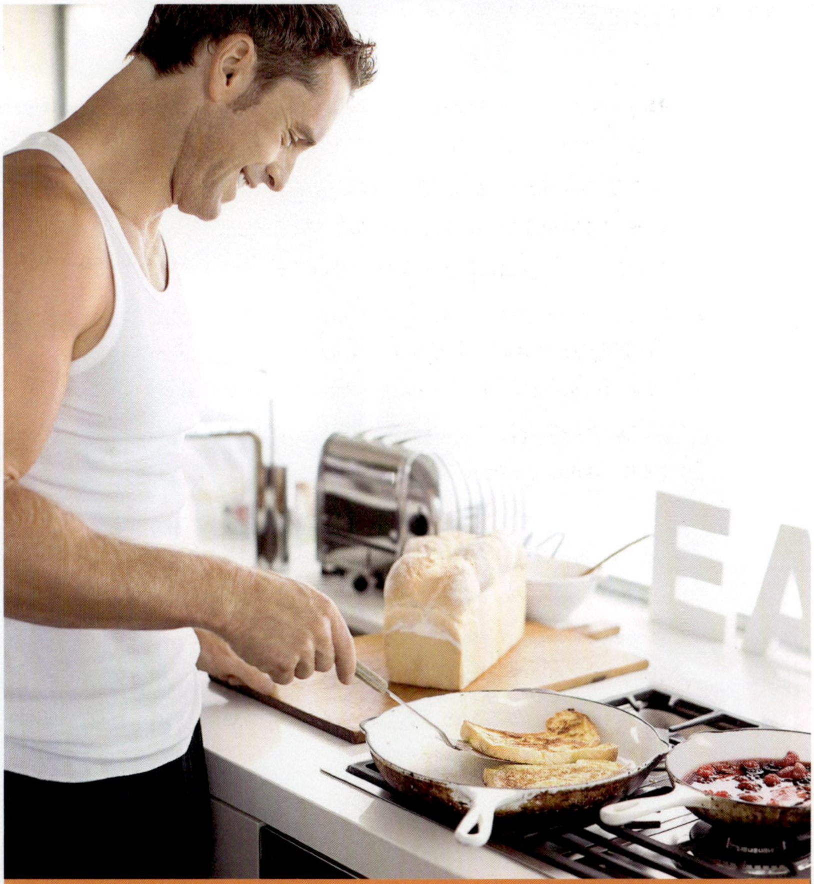

2

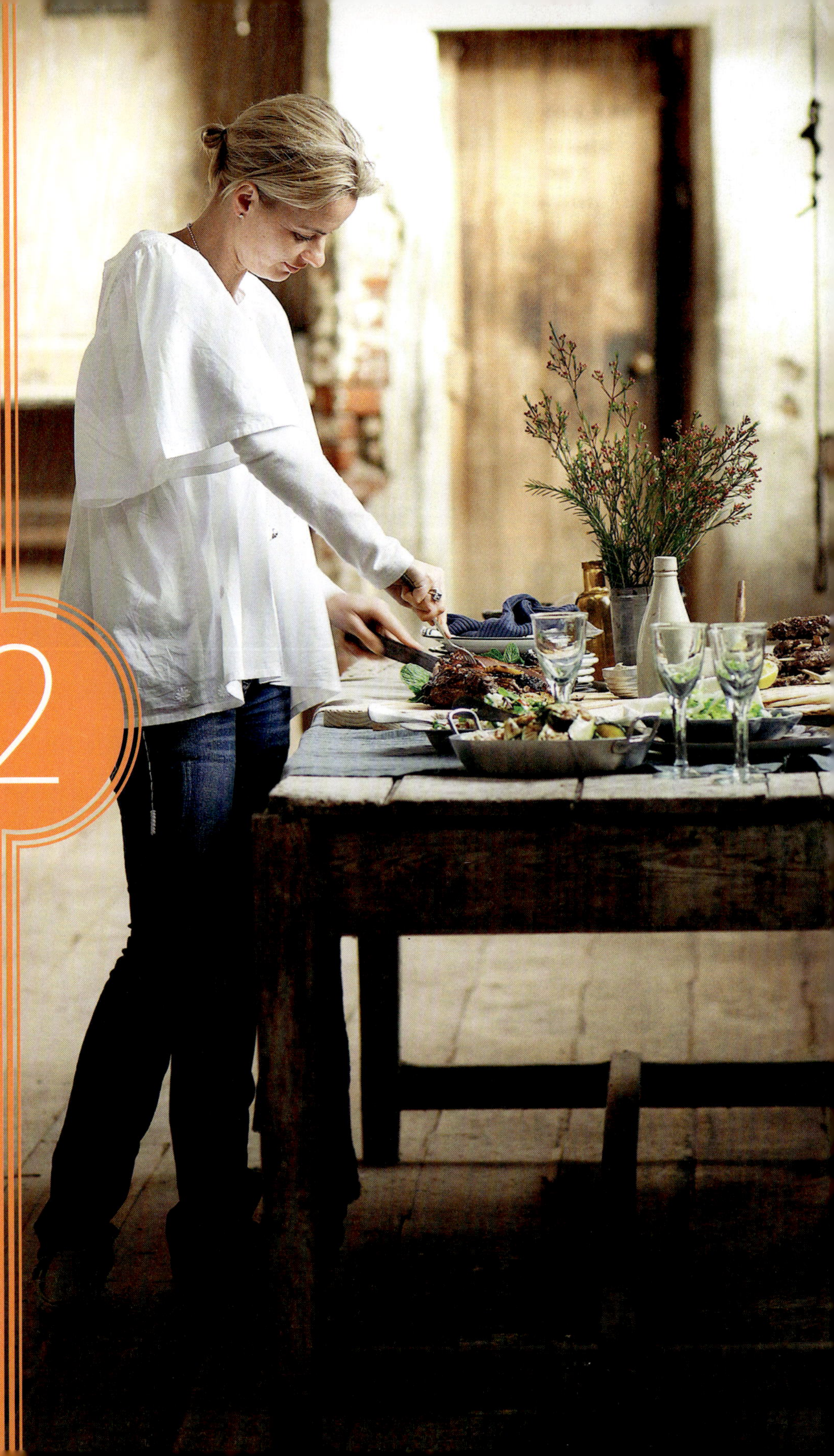

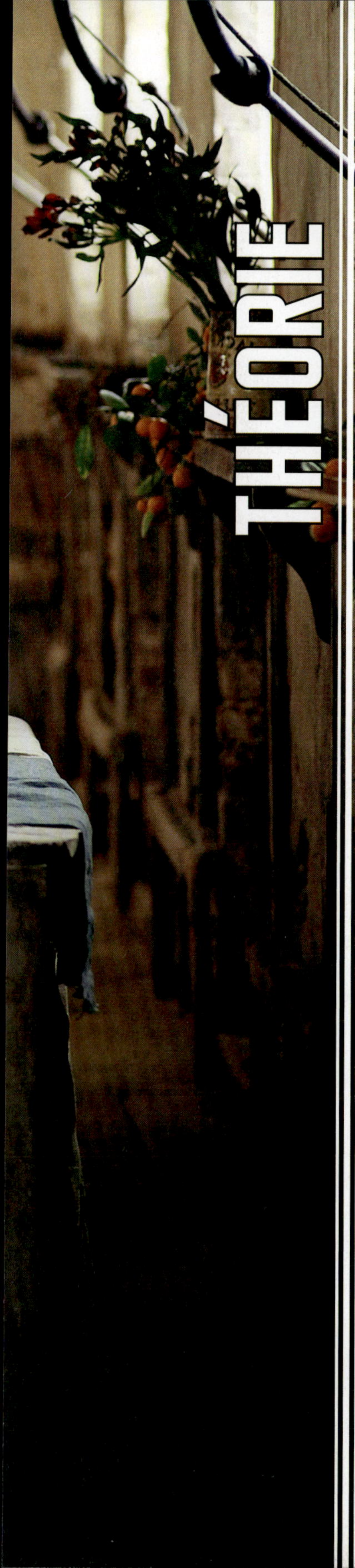

I • L'approche psychologique

L'approche individuelle est une technique primordiale de recueil d'informations qui se déroule en principe dans une relation de face à face entre l'évaluateur et le sujet concerné, mais que vous allez ici appliquer à vous-même.

L'approche psychologique est l'un des facteurs importants à ne pas bannir. C'est une interaction qui devra s'établir en contact direct avec un objectif préalablement posé : ici, la compréhension de votre objectif alimentaire.

Cette réflexion va donc vous servir à rechercher des informations (enquête, investigation, recherche scientifique), à vous orienter (orientation, formation, pédagogie), à vous soigner, du moins vous accompagner tout au long de votre rééquilibrage alimentaire.
Cette approche est importante et va vous permettre également de vous connaître et d'aller puiser vos ressources psychologiques vous permettant de comprendre votre réel objectif. En allant à l'extrême et pour exemple : il est important de comprendre pourquoi une sportive de 50 kg et d'1 m 60 désire perdre 10 kg ?

Il faut donc comprendre, associer, transférer les idées et adopter des stratégies comportementales en appliquant ce qui est applicable réellement.

Vous avez également la possibilité de vous évaluer différemment : écoutez-vous et reformulez vos phrases, votre questionnement ? Ayez un jugement de vous neutre, posez-vous les bonnes questions et respectez-vous ; respectez votre corps et respectez votre santé sans influence et sans autorité et sans interprétation inadéquate.

En m'appuyant sur certains cas de personnes dont je prends soin, vous retrouverez dans vos pratiques et dans vos réflexions une multitude de comportements différents, par exemple :

- **manger peut être un véritable supplice pour vous alors que pour d'autres, il s'agit d'un plaisir incomparable ou bien une obsession ;**
- **certains n'éprouveront aucun intérêt particulier lorsqu'il s'agira de se nourrir et le feront sans y prêter attention, sans s'intéresser au contenu ou bien même à la forme puisqu'ils mangeront le premier aliment qui leur tombera entre les mains ; ils mangeront debout ou bien face à la télévision et ne prendront pas le temps de cuisiner ; est-ce votre cas ?**
- **pour certains la nourriture sera une occasion de calmer leur mal-être inconscient, leur anxiété ; dans ce cas, se «gaver» d'aliments pour cacher des maux ne cesse de signaler des disfonctionnements de l'organisme.**

Ce qui peut être le facteur déclenchant de certaines pathologies : la plus fréquente est la boulimie plus ou moins marquée chez certains (souvent associée à des pratiques où l'esthétique joue un rôle primordial). C'est donc à vous de trouver des informations sur votre attitude et vos réelles façons de procéder au quotidien. Vous êtes certainement confronté très souvent à ce genre de situations : êtes-vous conditionné par votre entourage au moment du repas ? Ne vous êtes-vous jamais trouvé des excuses en émettant ces commentaires : *« Je mange souvent dehors donc il est difficile pour moi... », « Je n'ai pas le temps de cuisiner... », « Je suis vraiment trop gourmand ! », « Je n'arrive pas à m'arrêter ! », « Si je commence un paquet de gâteaux je dois le finir ! »*

Il faut donc dans un premier temps prendre conscience que manger est un processus naturel qui tient compte du plaisir mais aussi et surtout de la santé et qui doit être lié à un objectif réalisable. Centrez-vous sur les sensations alimentaires comme la faim et la satiété. Manger équilibré et sainement n'a pas de sens si vous êtes frustré constamment en éliminant un tas d'aliments (ce qui se passe très souvent) pour ensuite engloutir des tonnes d'aliments plus ou moins riches.

Un autre exemple que nous rencontrons tous les jours est bien celui-ci : quel athlète, au moins une fois dans sa vie, ne s'est jamais posé la question de savoir pourquoi sa perte de poids ne s'enclenchait pas alors que ses repas étaient limités et pauvres en aliments, la restriction de plus en plus difficile face à une échéance très proche ? Conséquences : l'arrêt brutal de la prise alimentaire ainsi que l'arrêt de l'hydratation suffisamment longtemps viennent perturber l'organisme et, malheureusement, entraîner une perte d'énergie et surtout des bénéfices des entraînements cumulés des dernières semaines avant une échéance précise.

Frustrations, puis craquages, bon nombre d'athlètes sont confrontés à cela !

D'un point de vue psychologique, il faut donc cesser d'être obnubilé et obsédé par le contrôle et surtout la restriction alimentaire, et prendre conscience de notre relation avec la nourriture. Il faut apprendre à gérer ses repas dans sa vie quotidienne en parallèle avec le sport, mais également lors d'événements sociaux, au restaurant, dans les périodes de stress, de problèmes personnels ou/et professionnels. Un athlète est un véritable «moteur à énergie» à condition que cette énergie soit correctement apportée et stockée. Si vous n'apportez pas d'essence à votre Ferrari, vous risquez la panne, et si vous encrassez votre moteur, vous risquez de vous arrêter avant la ligne d'arrivée.

En observant, analysant et en comprenant votre relation avec la nourriture, vous apprendrez à vous connaître, à comprendre pourquoi vous mangez d'une certaine façon et pas d'une autre, pour ensuite vous permettre d'acquérir après un travail plus ou moins long un comportement alimentaire rationnel en accord avec vous-même et avec vos objectifs.

A • LES FACTEURS SOCIAUX

Il faut éviter de s'appuyer sur un objectif non réalisable en fonction du corps idéal véhiculé par les médias. Avec les années, ce modèle idéal de beauté est devenu de plus en plus mince, voire maigre. Les médias contribuent à mettre en avant plusieurs clichés et normes qui font pression sur les femmes et les poussent souvent à suivre des régimes draconiens néfastes pour leur santé.

Le culte de la minceur s'inscrit dans une stratégie de mise en marché de plusieurs millions de dollars. La femme doit paraître soumise : on valorise la femme-objet, fragile et dépendante. Bref, ces idéaux de minceur sont des outils marketing qui permettent de faire rouler une industrie prolifique.

Les pressions sociales sont davantage liées aux différentes formes de boulimie, plutôt qu'à l'anorexie. En effet, c'est un trouble qui semble avoir augmenté sensiblement au cours des dernières années et qui serait plus localisé dans les sociétés industrialisées.

B • LES RÉGIMES

Les médias diffusent énormément de publicités quant aux fameux régimes miracles et autres diètes infaillibles. En fait, dans le cas de personnes dont les prédispositions génétiques sont favorables aux troubles de l'alimentation, les régimes agiront souvent en tant que déclencheurs du trouble. Le premier geste à réaliser est sans doute d'arrêter les régimes.

Les régimes ont aussi un effet physique néfaste : un régime modéré de 3 semaines altère déjà les fonctions cérébrales et réduit les substances qui contrôlent l'humeur, la pensée et la satiété : ils entraîneront par conséquent tout un tas de troubles tels que :

- **perturbation du sommeil,**
- **anxiété, frustration,**
- **changements émotionnels, irritabilité, humeur dépressive,**
- **problèmes de concentration,**
- **préoccupations perpétuelles alimentaires,**
- **capacités intellectuelles diminuées,**
- **rendement de l'effort diminué,**
- **fatigue physique et psychologique,**
- **diminution des performances.**

Dans notre société actuelle, nous entendons souvent, nous sportifs : pour perdre du poids, il faut que les apports soient en dessous des entrées ; il faut se dépenser plus et manger moins !

Ce n'est pas ma conception ; une carence énergétique est évidemment source de fatigue puisque la quantité d'énergie apportée est en dessous des dépenses musculaires et ne peut plus compenser cette dépense.

Le déficit énergétique s'aggrave donc doucement, entraînant une baisse des performances, et se poursuit jusqu'à ce que les réserves soient épuisées. Cette situation critique se rencontre généralement lorsque la ration est inadaptée ; les risques : fatigue, irritabilité, diminution des performances, blessures...

Prenons l'exemple de séances de longue durée d'entraînement comme la course à pied, la natation, le cyclisme... réalisées avec une ration d'effort minime ou bien absente. L'énergie est apportée en début de séance par les stocks de sucre (glycogène) situés au sein des muscles et du foie (glycogène musculaire et hépatique), jusqu'à leur épuisement se manifestant par une hypoglycémie, une fatigue importante et la sensation de «jambes coupées» comme nous le disons dans le jargon sportif. Si les apports en glucides sur plusieurs jours sont insuffisants et les rations appauvries par rapport aux besoins, la fatigue et le rendement au niveau de l'effort seront d'autant plus présents.

Cette situation est couramment rencontrée dans les sports à catégories de poids : l'apport énergétique reste insuffisant et là encore le sportif a souvent tendance à supprimer certains aliments indispensables à l'organisme. La plupart du temps les glucides sont donc supprimés et l'apport énergétique est faible ; les carences en minéraux, oligoéléments et vitamines sont quasi constantes. Il en est de même pour l'apport des acides gras essentiels et certains acides aminés qui sont réduits à cause d'un déséquilibre dans le choix des aliments du sportif.

Cette réduction des apports a non seulement des répercussions physiques directes sur l'aptitude à l'effort consécutives à la carence d'énergie, mais également des répercussions sur un grand nombre de fonctions ou d'organes.
Ceci explique pour la plupart la mise en évidence de troubles du sommeil, digestifs, de l'humeur, d'une déminéralisation osseuse, des altérations des secrétions hormonales.

Notre objectif principal est donc ici de bannir le mot «régime». Il faut s'assurer des apports énergétiques adaptés à notre pratique sportive, clés de performance et de santé.

Nous parlerons de rééquilibrage alimentaire en s'appuyant sur un ensemble d'éléments importants nous permettant d'individualiser et personnaliser au maximum une «planification» alimentaire.

L'emploi du mot «planification» me paraît en entière adéquation avec le rééquilibrage alimentaire. En effet, un rééquilibrage alimentaire doit :

- **être personnalisé en fonction d'un individu,**
- **prendre en compte un ensemble de facteurs physiologiques, mais aussi,**
- **prendre en compte l'objectif ou les objectifs de l'individu en fonction de ses activités quotidiennes, professionnelles, sportives,**
- **être capable d'être remanié à chaque instant.**

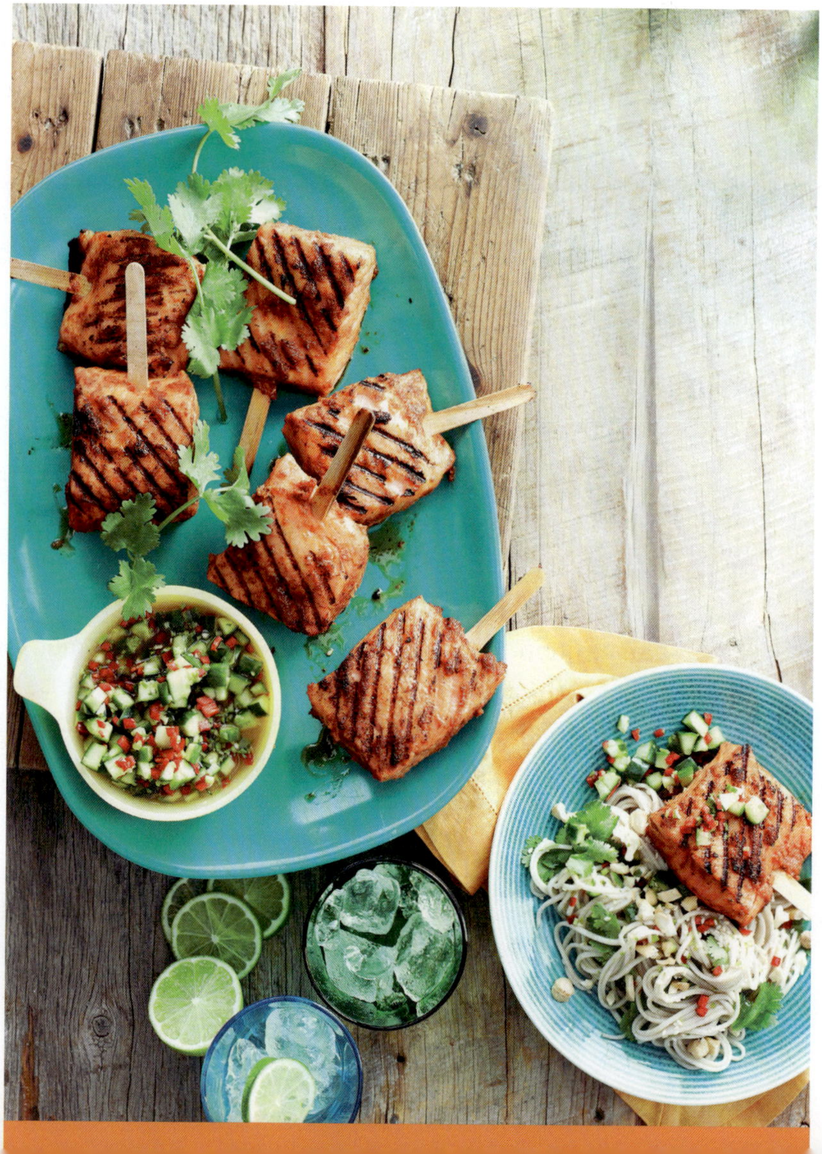

II • L'approche physiologique

Il faut étudier le rôle, l'organisation, le fonctionnement physique, biologique et physiologique de l'organisme du sujet : organes, tissus, cellules, hormones et problèmes (s'il y a) associés, et prendre en compte ses objectifs.

Comment allez-vous vous y prendre pour parvenir à votre objectif ?
Il est indispensable avant tout de connaître vos objectifs et de comprendre comment fonctionne votre organisme.

Les principes physiologiques de base : les substrats énergétiques.

■ **Établir ses besoins énergétiques en fonction de son entraînement et des échéances.**

A • LES PROTÉINES

On appelle protéines les nutriments apportant des radicaux azotés, un ensemble de molécules chimiques. Ces molécules constituent les protéines qui accomplissent dans l'organisme toutes les fonctions métaboliques. Les protéines représentent donc notre masse musculaire.

La nutrition du sportif constitue une des composantes essentielles à la réalisation des performances. Les suppléments protéiques représentent actuellement l'aide ergogénique la plus couramment utilisée dans le milieu sportif. Ce constat amène à se poser plusieurs questions : celle des buts poursuivis en fonction des catégories sportives, celle des besoins réels en protéines de la population sportive et celle des éventuels effets indésirables des apports en quantités trop élevées de protéines. Les variations enregistrées dans le métabolisme des protéines sont étroitement liées au type de sport pratiqué et les problèmes posés seront donc différents selon la discipline sportive, si elle est de type « endurance » ou « de force ». Cependant, dans l'éventail très large qui va des exercices courts et de très haute intensité (exercice anaérobie de type lactique ou alactique, ex. : l'haltérophilie, la force athlétique, le judo…) aux exercices de longue durée d'intensité plus modérée (exercice aérobie : marathon, 3000 m...), les réponses du métabolisme des protéines sont qualitativement similaires, associant une baisse des synthèses des protéines et une augmentation de leur dégradation pendant l'exercice, et inversement pendant la période de récupération. Ce sont l'importance quantitative de ces réponses et leur enchaînement dans le temps qui varient suivant le type et l'intensité de l'exercice.

Donc fonction de l'activité sportive et du degré d'entraînement d'un sujet, d'un athlète, fonction de son métabolisme, fonction de son objectif, il faut ajuster de façon personnalisée la quantité de protéines par jour lui permettant d'optimiser sa performance et non «recopier» sur ce qui pourrait être réalisé par d'autres sujets sans en connaître les conséquences. Retenons que nous sommes tous uniques par notre patrimoine génétique et par notre métabolisme, et que nos besoins diffèrent donc de chacun.

De quoi sont composées les protéines ?
Comment fonctionnent-elles dans l'organisme ?

Les protéines fournissent les acides aminés (AA) nécessaires à la couverture des besoins protéiques de l'organisme. Leurs buts : croissance, fonction et entretien des tissus, des organes, du système de défenses immunitaires.
Elles apportent 4 kcal/g, les protéines sont donc composées d'acides aminés. Ces acides aminés sont les substrats de toute synthèse protéique endogène mais ont également un rôle métabolique supplémentaire dans la mesure où ils constituent une réserve énergétique de nécessité importante et où certains acides aminés contribuent à l'équilibre du sucre (l'homéostasie glucosée) en participant à la

synthèse du glucose (néoglucogenèse hépatique), voire à la production de corps cétoniques produits par le foie à partir de la dégradation des lipides permettant d'avoir de l'énergie (cétogenèse).

Plus votre masse musculaire sera correctement constituée, c'est-à-dire avec une quantité adéquate de protéines alimentaires adaptée à vos besoins et vos objectifs et plus votre métabolisme sera stimulé et donc votre dépense énergétique plus importante.

1 • Métabolisme des protéines au cours des sports d'endurance

Le besoin en protéines représente la quantité de protéines requise pour assurer les synthèses protéiques : croissance, réparation des tissus, augmentation de la masse musculaire, stimulation de la synthèse enzymatique.

Il permet également de compenser l'oxydation des acides aminés et les pertes relatives dues au turn-over protéique.
Un exercice d'endurance provoque généralement l'oxydation de certains acides aminés, ce qui conduit à envisager une augmentation des besoins.

Pour la quasi-totalité des sportifs d'endurance les besoins en protéines sont compris entre 1.5 à 1.7 $g/kg^{-1}.j^{-1}$.

L'avancée des connaissances scientifiques permet de mettre en évidence qu'un entraînement répété quatre fois par semaine à 45 % $\dot{V}O_2max$ pendant une heure représente une situation physiologique différente de celle d'un sportif de haut niveau qui peut s'entraîner à des intensités de 60 % à 85 % de $\dot{V}O_2max$ pendant huit heures par semaine.
Dans ces conditions, le sportif de loisir peut métaboliser 2 000 $kcal.sem^{-1}$, alors qu'à plus haut niveau de pratique, la dépense supplémentaire peut atteindre 20 000 à 30 000 $kcal.sem^{-1}$ au-dessus du

métabolisme de repos. Évidemment, les sources énergétiques majoritaires pendant l'exercice d'endurance sont le glucose et les acides gras. Néanmoins, lorsque l'exercice se prolonge, la déplétion du glycogène (hépatique et musculaire), c'est-à-dire la diminution du sucre de réserve, peut induire l'utilisation de certains acides aminés en tant que substrats énergétiques, d'où l'importance d'avoir un quota en acides aminés correspondant à notre organisme.

Les besoins en acides aminés chez des sportifs d'endurance nécessitent donc que soient pris en compte de multiples facteurs : environnementaux, état nutritionnel, type d'entraînement, sexe, âge...

Du fait de la sollicitation physiologique, la nécessité de répondre au stress métabolique de l'exercice et la recherche d'un état adaptatif en vue d'une amélioration de performance, les besoins du sportif en acides aminés diffèrent donc de ceux de la population sédentaire, quantitativement voire qualitativement. Le sexe et l'âge ainsi que le niveau d'entraînement sont également susceptibles de faire varier les besoins. Ainsi, chaque besoin doit être individualisé et personnalisé en fonction de l'ensemble de ces facteurs.

→ OXYDATION DES ACIDES AMINÉS AU COURS DES EXERCICES D'ENDURANCE

L'oxydation des acides aminés augmente pendant l'exercice prolongé ; ce sont les acides aminés à chaînes ramifiées (BCAA= Branch Chain Amino Acid) : isoleucine, leucine et valine, qui sont majoritairement oxydés. Une oxydation plus importante de la lysine est observée lors des sports d'endurance.

Pourquoi l'oxydation de ces acides aminés a lieu ?

Lors de la pratique sportive d'endurance, une enzyme est déterminante dans l'oxydation des acides aminés : la déshydrogénase des alpha-cétoacides à chaînes ramifiées. L'activité de cette enzyme augmente à l'exercice. Elle entraîne une modification du pH qui devient plus acide, une déplétion en glycogène musculaire utilisant alors ces acides aminés.

Aussi, des apports glucidiques pendant l'exercice peuvent limiter l'oxydation des acides aminés.

De plus, on s'aperçoit que pour les sports d'endurance, le niveau d'oxydation de la leucine peut être doublé après un effort de deux heures d'intensité modérée. Par ailleurs, la relation entre l'oxydation de la leucine et le niveau de consommation d'oxygène de l'exercice est linéaire.

Ainsi, l'oxydation de la leucine est fonction de l'intensité de l'exercice, majorée par la déplétion en glycogène musculaire, et elle augmente avec la durée de l'exercice. En effet, la déplétion glycogénique induit à l'exercice une plus grande augmentation de l'excrétion d'urée, reflet de l'augmentation de l'utilisation des composés azotés (protéines, acides aminés). Il est donc indispensable d'avoir dans son rééquilibrage alimentaire des aliments riches en leucine.

L'utilisation des acides aminés à l'exercice dépend donc de la disponibilité des autres substrats énergétiques. Il est donc indispensable pour les sports d'endurance de structurer au mieux l'apport des acides aminés nécessaires et essentiels.

Il est important d'avoir également un apport régulier de glucose pendant l'exercice, permettant de diminuer de 20 % l'oxydation de la leucine et l'ensemble des acides aminés. Les glucides sont principalement métabolisés pendant l'exercice de longue durée et la disponibilité joue un rôle essentiel dans l'utilisation de la leucine comme substrat énergétique. Toutes les situations conduisant à une restriction énergétique et plus particulièrement en glucides, sont ainsi susceptibles de contribuer à l'augmentation du besoin en protéines.

L'apport régulier de glucose pendant l'exercice permet de réduire le niveau d'utilisation des acides aminés. C'est une stratégie efficace d'épargne des acides aminés à condition d'avoir un apport de protéines de 1,8 $g.j^{-1}$.

→ ESTIMATION DES BESOINS EN PROTÉINES CHEZ LE SPORTIF ENTRAÎNÉ EN ENDURANCE

Chez des sujets régulièrement entraînés, une consommation de 1,26 $g.kg^{-1}.j^{-1}$ de protéines.

Chez des sportifs de haut niveau, l'apport nutritionnel conseillé a été estimé à 1,6 $g.kg^{-1}.j^{-1}$.

Bien que certains sportifs couvrent leurs besoins par l'alimentation courante, une majorité ne les couvre pas. Ceux dont les apports sont inférieurs (90 % de ma population étudiée) en raison de restriction calorique pour la plupart des cas, méritent un suivi particulier.

2 • Métabolisme des protéines au cours des sports de force

Une simple observation permet de mettre en évidence que la pratique des sports de force conduit à une augmentation de la masse musculaire et des performances. Le déséquilibre du bilan existant entre synthèse et dégradation protéique constitue le déterminant majeur des variations de masse musculaire. D'importantes questions sont soulevées quant à la quantité de protéines à absorber.

Les pratiquants réguliers des sports tels les sports de combat, les arts martiaux, l'haltérophilie, le culturisme, la force athlétique, consomment d'importantes quantités de composés azotés (protéines totales, hydrolysats de protéines, mélanges d'acides aminés). Il ne suffit pas de prendre pour prendre en copiant sur son voisin dans l'optique d'être éventuellement plus fort ! Ces athlètes admettent sans réserve que l'apport en excès de protéines alimentaires ou d'acides aminés est un facteur favorable au développement de la masse musculaire et à l'amélioration des performances. Il faut se poser les bonnes questions et absorber la bonne quantité de protéines permettant de ne pas nuire à la santé.

Il est par conséquent important d'évaluer d'une part les conséquences de ce type de pratique sportive sur le métabolisme des protéines et, d'autre part, de vérifier l'existence ou non de justifications scientifiques aux larges supplémentations protéiques qui sont pratiquement de mise chez ces athlètes.

→ SYNTHÈSES PROTÉIQUES ET EXERCICE DE FORCE

Dans les heures qui suivent l'exercice, les acides aminés s'accumulent dans le sarcoplasme, c'est-à-dire le contenu de la cellule. Cette accumulation est principalement due à un travail spécifique musculaire entraînant alors des conditions favorables à la resynthèse protéique. Cette synthèse varie en fonction de l'entraînement ; l'augmentation des synthèses protéiques à l'arrêt de l'exercice est de courte durée chez des sujets entraînés, et est prolongée jusqu'à 48 heures chez des sédentaires.

Il est par conséquent d'ores et déjà prévisible que les besoins en protéines des sujets sédentaires excéderont ceux des sujets régulièrement entraînés dans ce type d'activité sportive.

Suite à un exercice type « force », parallèlement à la synthèse protéique, nous observons une augmentation des dégradations de cette dernière ; en effet, pour chaque type d'entraînement, un marqueur nommé 3-MH mesuré au niveau des urines (3-méthylhistidine) augmente ou varie peu.
Ainsi, pour pallier au maximum cette perte de marqueur urinaire, l'idéal est la consommation de glucides pendant la phase de récupération d'un exercice de force, ce qui conduit à conclure que les

glucides majorent les effets anabolisants de l'exercice. Cependant, les acides aminés sont absolument nécessaires pour maximiser le bilan azoté dans la phase de récupération de l'exercice de force.

C'est principalement la présence d'acides aminés dans le compartiment intracellulaire qui se traduit par une stimulation des synthèses protéiques ; cependant cette stimulation atteint vite un plateau, démontrant que les protéines consommées en excès seront éliminées, entraînant une augmentation de la production d'urée. Alors, la prise d'acides aminés et de glucides est particulièrement efficace dans les suites immédiates d'un exercice de force.

→ STATUT HORMONAL ET DÉVELOPPEMENT DE LA MASSE MUSCULAIRE

Les variations du renouvellement des protéines pendant le jeûne, à l'état nourri, ainsi qu'à l'exercice, sont en partie expliquées par les variations du statut hormonal.

Chez les sportifs entraînés en force, la consommation d'acides aminés spécifiques à pour but de limiter la perte de masse musculaire et est intimement liée avec le contrôle de certaines hormones anabolisantes.
En effet, une hormone clé, l'hormone de croissance (GH = growth hormon), présente un rôle important dans le développement de la masse musculaire.

Certaines études scientifiques ont permis de suggérer que la nature des nutriments pouvait avoir un impact sur la libération de l'hormone de croissance (GH). En effet, chez l'homme, l'absorption de 500 kcal de glucides (maltodextrine) ou de 500 kcal de protéines totales est suivie dans un premier temps d'une diminution de la libération de GH, mais ensuite d'un pic secondaire de sécrétion de GH débutant 90 minutes après l'absorption et se prolongeant jusqu'à la quatrième heure.
La ration alimentaire joue donc un rôle dans le contrôle de la GH, créant sa stimulation, ce qui rend favorable l'anabolisme protéique.

D'autre part, l'insuline, hormone qui régule la glycémie et par conséquent le taux de sucre dans le sang, agit, elle aussi, en réduisant la dégradation des protéines et en stimulant la GH. Cependant, la réduction de la dégradation des protéines (protéolyse) par l'insuline a pour conséquence indirecte de réduire la disponibilité des acides aminés, ce qui ne représente pas un facteur favorable aux synthèses. Partant de l'hypothèse que l'insuline déclenche une cascade de facteurs anabolisants et que l'alimentation protéique augmente la disponibilité des acides aminés indispensables pour répondre à l'augmentation des synthèses, il paraissait intéressant d'administrer des boissons glucidiques et glucido-proteiques sur l'imprégnation hormonale à l'issue d'une séance d'entraînement en force. Ainsi, nous nous apercevons qu'une supplémentation glucidique (1,5 $g.kg^{-1}$) et mixte (glucides et protéines : 1,06 $g.kg^{-1}$ et 0,41 $g.kg^{-1}$) permettent de créer un environnement hormonal favorable à l'anabolisme musculaire (élévation initiale de l'insuline et retardée de la GH). En effet, la présence d'insuline est indispensable à la stimulation de l'accrétion protéique observée au décours des exercices de force. En revanche, sans exercice, l'insuline n'a pas de conséquence majeure sur la synthèse protéique.

→ RÔLE DIRECT DES PROTÉINES DANS LA CONSTRUCTION MUSCULAIRE ET QUANTITÉ NÉCESSAIRE

Il apparaît évident que tous les sportifs qui veulent développer leur masse musculaire et optimiser leurs performances consomment régulièrement des protéines (soit par absorption alimentaire soit par complément oral) en quantités souvent très supérieures à celles recommandées ou bien insuffisantes pour d'autres.

Un apport alimentaire adéquat en protéines combiné à un entraînement de force pourrait favoriser le gain de masse musculaire.
La quantité absorbée a été largement discutée au niveau scientifique. Elle met largement en doute l'intérêt que pourrait représenter la consommation de grandes quantités de protéines au-delà du

besoin induit par la pratique sportive pour le développement de la masse musculaire.

1,5 g.kg^{-1}.j^{-1} est associé à une augmentation de la synthèse protéique, inversement plus de 2,3 g.kg^{-1}.j^{-1} ne permettent pas d'augmenter la synthèse.

Il faut donc prendre en compte l'ensemble des facteurs environnementaux et physiologiques de l'athlète afin de calculer au mieux la quantité de protéines à absorber par jour.

→ ESTIMATION DES BESOINS EN PROTÉINES CHEZ LE SPORTIF ENTRAÎNÉ EN FORCE

De nombreuses études ont permis de montrer qu'à la suite d'un exercice de force, les synthèses protéiques restent élevées pendant une période qui dure de 4 (sujets entraînés) à 48 heures (sujets non entraînés).

La ration protéique nécessaire pour équilibrer le bilan azoté a pu être estimée à 1,6-1,8 g.kg^{-1}.j^{-1} chez des sujets tels que les culturistes.

Pour les autres sujets sportifs régulièrement entraînés dans des sports de force, l'apport nutritionnel conseillé est de 1,33 g.kg^{-1}.j^{-1}. Les besoins en protéines sont susceptibles de varier en fonction de différents facteurs dont la forme de l'entraînement et l'apport énergétique.

Dans des sports comme l'haltérophilie ou la force athlétique ou bien d'autres sports à catégories de poids, le minimum requis est de 1,6 g.kg^{-1}.j^{-1}.

Le problème majeur dans les sports à catégories de poids corps est la diminution de la masse musculaire due au « régime » souvent très restrictif : la quantité de protéines apportées par l'alimentation n'est pas suffisante (ce qui est dû à la méconnaissance des besoins de l'organisme) et parallèlement la part des glucides est diminuée voire quasiment nulle : erreur !

Chez des sujets pratiquant ce type d'activité et se soumettant à une restriction volontaire de l'apport énergétique, il conviendra de maintenir l'apport quantitatif en protéines et de privilégier l'apport en glucides. En effet, en supprimant la totalité des sucres, le risque est d'utiliser les protéines, et donc les acides aminés, pour assurer l'énergie nécessaire (néoglucogenèse), et ainsi créer une fonte musculaire.

Chez des athlètes confirmés dans des disciplines de force et pour lesquels la masse musculaire ne doit être qu'entretenue, les apports protéiques suffisant pour équilibrer le bilan azoté peuvent être estimés entre 1,1 et 1,5 $g.kg^{-1}.j^{-1}$.

Chez des athlètes cherchant à développer leur masse musculaire, on peut augmenter la ration protéique variant de 2 à 2,3 $g.kg^{-1}.j^{-1}$.

→ EFFETS SECONDAIRES DES APPORTS EXCESSIFS EN PROTÉINES

Des apports massifs en protéines tels que ceux réalisés pour certaines catégories de sportifs sont susceptibles d'être néfastes pour l'état de santé et en particulier pour la fonction rénale.

En effet, à l'heure actuelle, quel athlète n'a pas un jour ingéré un surplus de protéines sans en connaître véritablement la dose ni les conséquences ni ses besoins, mais en pensant améliorer ses performances ?

Qu'elles soient prises en poudre ou sous forme alimentaire, ne vous êtes-vous jamais dit : un athlète m'a dit que si je prenais x grammes de protéines par jour, je prendrais de la masse musculaire !

Vous êtes-vous posé la question ? De combien ai-je besoin de protéines par jour ? Comment, pourquoi ? Avez-vous déjà calculé vos besoins en fonction de vos dépenses énergétiques quotidiennes ? En fonction de vos types d'entraînement ? En fonction de vos réels besoins tout simplement ?... Je suis pratiquement certaine que non. Ce n'est pas parce que vous aurez la quantité maximum inscrite ou la même que votre voisin que vous allez devenir plus fort et optimiser vos performances.

Les apports très élevés en protéines sont souvent associés à une fuite urinaire du calcium, ce qui représente un facteur de risque osseux, surtout chez la femme. Cependant, cette fuite calcique est essentiellement liée aux apports sous forme de compléments à base de protéines purifiées, et c'est dans le cas d'apports azotés sous cette forme qu'il faudra être attentif aux apports calciques chez la femme.

L'excrétion urinaire de l'azote entraîne également une augmentation des pertes hydriques ; c'est la raison pour laquelle les apports hydriques devront être surveillés et ajustés chez les sujets consommant des suppléments protéiques ou ayant des apports alimentaires élevés en composés azotés.

En revanche, il n'est pas possible aujourd'hui de juger des effets indésirables des supplémentations sous formes d'acides aminés individuels. Il est fort probable que ces supplémentations suivies de nombreuses années aient des conséquences métaboliques sur l'activité de certains neurotransmetteurs ou même une toxicité directe. En l'absence de preuve formelle, soyez prudent, n'absorbez pas plus que vos besoins ; tout simplement, adoptez une alimentation équilibrée, adaptée et individualisée, sans forcément de compléments alimentaires.

3 • Facteurs hormonaux

Certains ont un impact important sur les protéines. En effet, pour un apport donné, l'équilibre global du bilan azoté correspond à la résultante des effets synergiques et antagonistes des hormones. Les hormones agissent en réglant les synthèses et destructions de protéines dans les divers tissus et l'utilisation des acides aminés à des fins énergétiques, le bilan de ces actions correspondant à des transferts nets d'acides aminés d'un organe (ou tissu) à un autre.

On appellera hormones « anabolisantes » celles qui ont pour effet la synthèse des protéines et hormones « catabolisantes », celles qui augmentent l'utilisation des acides alpha-cétoniques à des fins énergétiques, augmentant ainsi la production d'urée et la destruction des protéines.

→ HORMONES CATABOLISANTES

Elles agissent sur la dégradation des protéines.

Le cortisol induit la synthèse de certaines transaminases (enzyme qui catalyse un type de réaction) favorisant la transformation des autres acides aminés glucoformateurs (qui forment du glucose) en alanine, acide glutamique et acide aspartique. Les acides aminés produits dans le muscle sont transportés dans le foie, où l'augmentation de leur concentration stimule la néoglucogenèse. La sécrétion de cortisol aboutit à la diminution de la teneur en protéines du tissu lymphoïde et des muscles striés.

Les hormones thyroïdiennes modifient la perméabilité de la mitochondrie et accélèrent le fonctionnement du cycle mitochondrial, augmentant ainsi l'oxydation de tous les substrats, en particulier de l'alanine et de l'aspartate.

Le glucagon stimule la néoglucogenèse hépatique à partir des acides aminés.

Les catécholamines (adrénaline-noradrénaline) augmentent la disponibilité en glucose, en acides gras libres en accroissant à la fois la lipolyse, la glycogénolyse et la néoglucogenèse, d'origine protéique.

→ HORMONES ANABOLISANTES

L'insuline diminue ainsi la néoglucogenèse. De plus elle favorise la pénétration intracellulaire des acides aminés et la synthèse des protéines.
L'hormone de croissance (GH) facilite la traversée des membranes par des acides aminés, inhibe les enzymes destructeurs d'acides aminés, en particulier les aminoacidoxydases, et favorise la synthèse des protéines.

Les hormones androgènes d'origine testiculaire ou surrénalienne augmentent la synthèse protéique, en particulier dans le tractus génital et les muscles striés.

La teneur du plasma en arginine par exemple est un stimulant de la sécrétion de l'insuline, du glucagon et de l'hormone somatrope.

ACIDES AMINÉS ESSENTIELS	DOSAGE RECOMMANDÉ PAR JOUR	FONCTIONS	CARENCES
Isoleucine *(amandes, légumineuses, céréales, laitage)*	1 à 20 g	Améliore la coordination musculaire ▼ Taux de sucre dans le sang Réparation des tissus	Faiblesse physique et intellectuelle
Leucine *(blé, riz, soja, lait, maïs)*	1 à 20 g	▼ Taux de sucre dans le sang ▲ La résistance aux efforts Synthèse de l'hormone de croissance	Aucune étude n'a montré de signes suite à une déficience
Lysine *(poisson, œufs, viande, volaille, soja, fromage)*	500 à 3 000 mg	Formation des anticorps Réparation des tissus ▲ Énergie et appétit ▲ Collagène	Mauvaise cicatrisation Perte d'appétit Fatigue chronique Irritabilité
Methionine *(+cystine)* *(poisson, lentille, viande, laitage, œufs, graines de tournesol, avocat)*	500 à 3 000 mg	▲ Synthèse du gluthation ▲ Fluidité de la membrane cellulaire *(▼ cholestérol)* Lutte contre dépression, hypertension, problèmes rénaux	Intoxication Disfonctionnement du foie
Phenylalanine *(+tyrosine)* *(pain, œufs, viande, abats, fromage)*	200 à 1 000 mg	Est transformée en dopamine, adrénaline, noradrénaline Stimulation de la glande thyroïde	Excès d'appétit Troubles vasculaires et visuels
Thréonine *(œufs)*	500 à 1 500 mg	Formation élastine, collagène Équilibre du système nerveux central	Problèmes de peau Faiblesse Mauvaise digestion
Tryptophane *(œufs, laitage, noix de coco, amandes, arachide)*	500 à 2 000 mg	Transformé en sérotonine Favorise le sommeil ▲ Tolérance à la douleur	Vieillissement de la peau Stress Migraine
Valine *(lait, œufs)*	1 à 20 g	Stimulant Résistance aux efforts ▲ La récupération Améliore la glycémie	▼ poids *(chez l'enfant)*

Tableau 1 Acides aminés essentiels et fonctions.

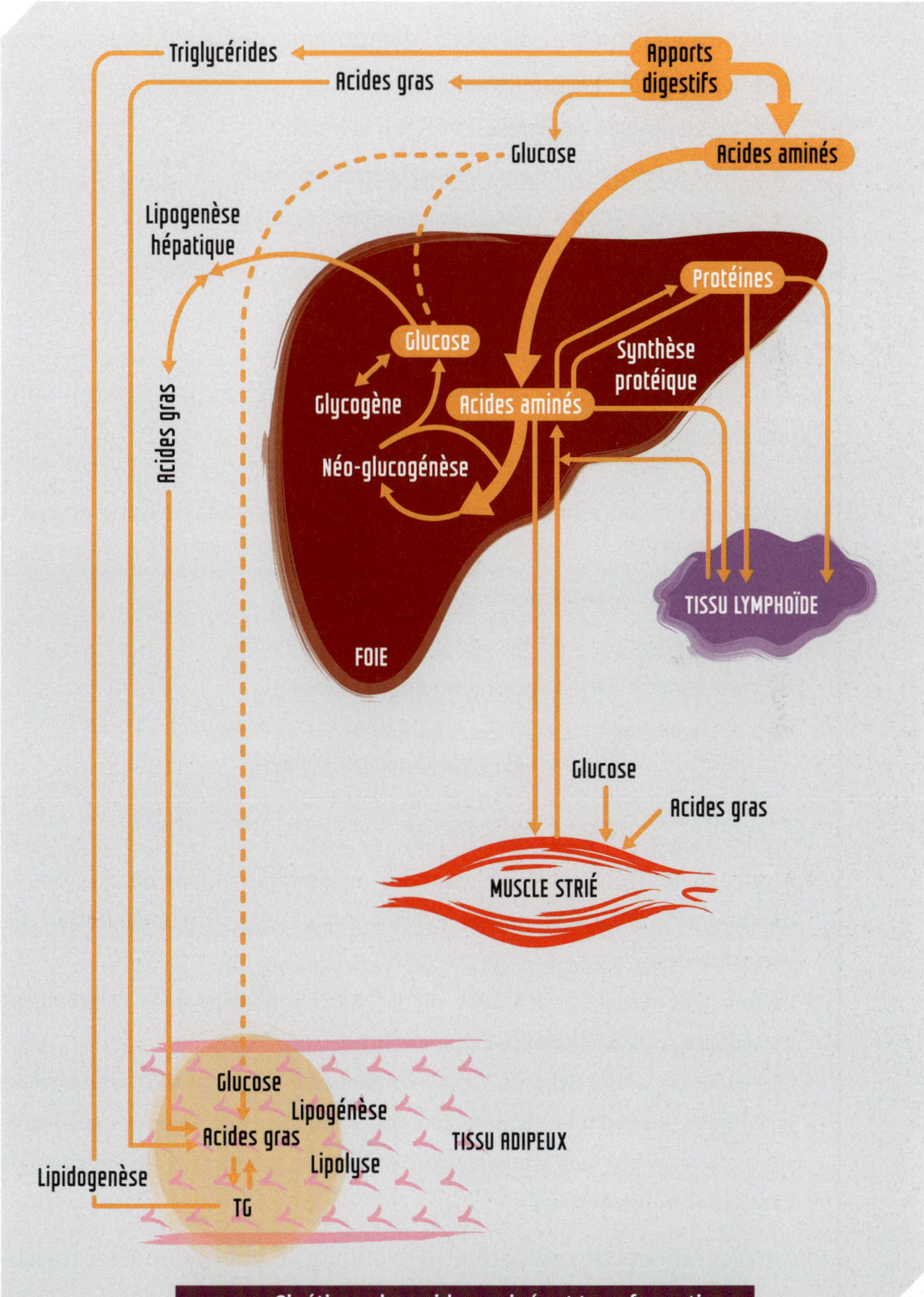

Figure 1 Cinétique des acides aminés et transformation.

RÉSUMÉ

Les besoins en protéines du sportif d'endurance peuvent être évalués à :

- **1-1,1 $g.kg^{-1}.j^{-1}$: 1 entraînement par semaine,**
- **1,2 $g.kg^{-1}.j^{-1}$: 2 à 3 entraînements par semaine,**
- **1,2-1,4 $g.kg^{-1}.j^{-1}$: 4 à 5 entraînements par semaine,**
- **1,4-1,6 $g.kg^{-1}.j^{-1}$: 6 à 7 entraînements par semaine,**

Ces valeurs varient en accord avec le niveau d'entraînement.

L'oxydation des acides aminés est minorée en situation d'exercice par les glucides.

Les apports en glucides et protéines après l'effort sont déterminants quant à la synthèse protéique.

Les besoins en protéines du sportif dans les disciplines de force peuvent être évalués à :

- **1,2 $g.kg^{-1}.j^{-1}$: 1 entraînement par semaine,**
- **1,4-1,6 $g.kg^{-1}.j^{-1}$: 2 à 3 entraînements par semaine,**
- **1,6-2 $g.kg^{-1}.j^{-1}$: 4 à 5 entraînements par semaine,**
- **2-2,3(2,5) $g.kg^{-1}.j^{-1}$: 6 à 7 entraînements par semaine (la quantité de 2,5 g ne devra pas dépasser 6 mois).**

Ces valeurs varient en accord avec le niveau d'entraînement.

→ **À ce jour, les données expérimentales ne permettent pas de dire que la consommation d'acides aminés sélectifs est un facteur d'amélioration des performances.**

→ **Le rôle joué par l'entraînement sur le contrôle hormonal de l'anabolisme musculaire reste à l'évidence l'élément le plus important.**

→ **La répétition d'exercices de force entraîne une augmentation des besoins protéiques, mais d'une manière générale les besoins protéiques nécessaires sont couverts par une alimentation équilibrée et adaptée en fonction de l'athlète et de ses besoins.**

C'est l'entraînement qui permet d'expliquer le gain de masse musculaire, et les apports protéiques sont justifiés par la nécessaire disponibilité en acides aminés pour assurer l'augmentation des synthèses en protéines.

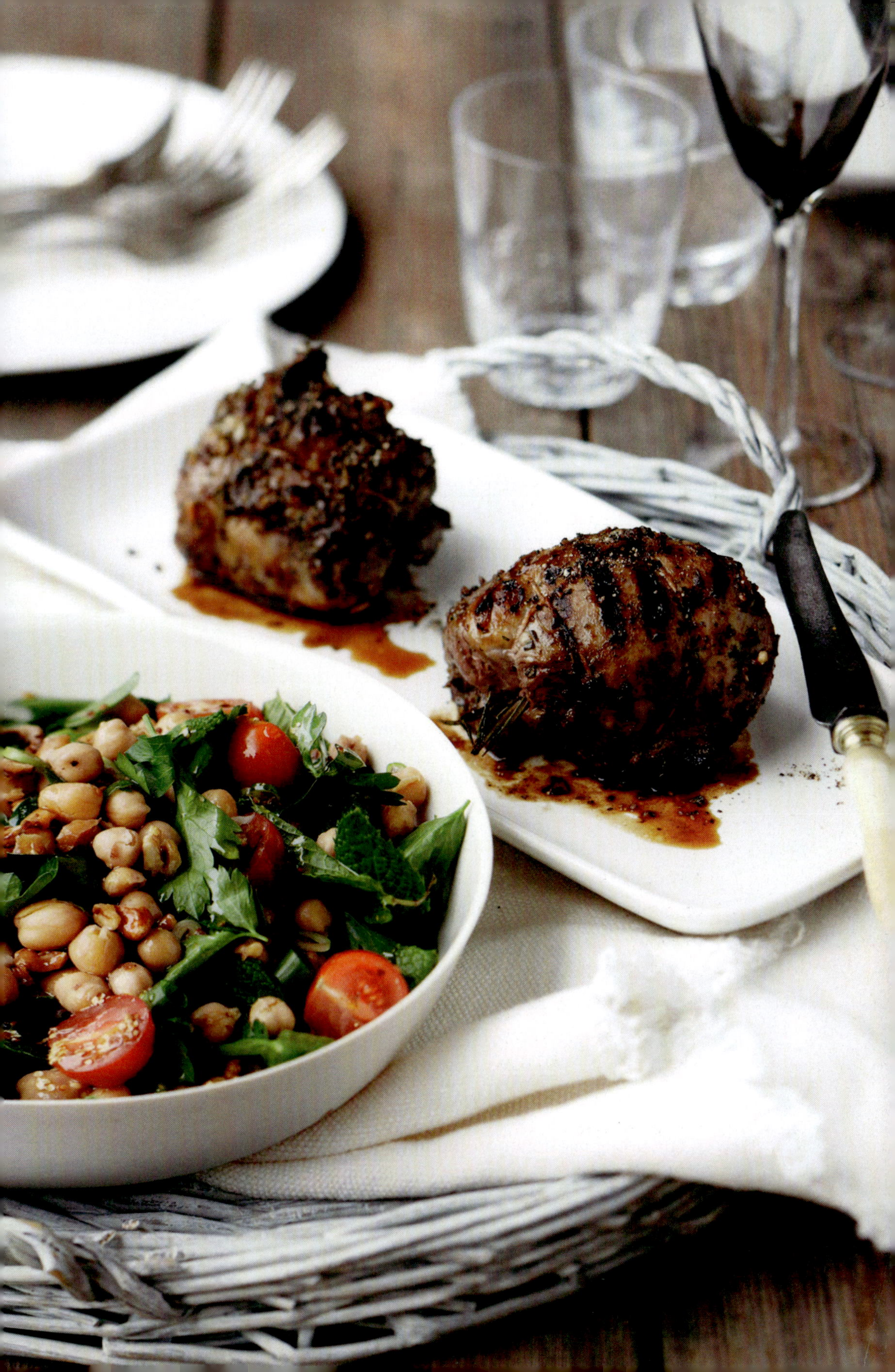

B • LES GLUCIDES

Les glucides sous forme de glucose sont un substrat énergétique utilisable par toutes les cellules, indispensables à certaines ; pourtant le stock est très faible, quelques minutes sous forme de glucose, quelques heures sous forme de glycogène hépatique et musculaire (réserves). Dans l'organisme les glucides ont deux origines :

- **alimentaire directe après transformation,**
- **métabolique (par néoglucogenèse à partir des acides aminés).**

L'alimentation du sportif a pour but premier d'assurer la couverture des besoins énergétiques (macronutriments) et des besoins qualitatifs (micronutriments).

Trop souvent négligé, le sportif en perte de poids limite les glucides voire les supprime presque totalement afin de perdre son poids rapidement : c'est une bien belle erreur ! N'oublions pas que les glucides sont essentiels à la production d'énergie et permettent donc la synthèse d'une molécule indispensable à la contraction musculaire : l'adénosine tri-phosphate (ATP). Chaque nutriment a la capacité de produire une certaine quantité d'ATP transformé secondairement en chaleur et permettant un apport énergétique important.

Les glucides fournissent 4 kcal/g tout comme les protéines.

Leur intérêt énergétique est considérable puisqu'ils couvrent environ 50 à 70 % des besoins énergétiques.

Leur principale fonction métabolique est d'assurer une constante glycémique ; l'état de votre glycémie doit être constant du matin au soir et votre insuline responsable de sa régulation ne doit pas être perturbée.

Les glucides vont permettre également la possibilité de stockage du glycogène (sucre de réserve situé dans le muscle et dans le foie : glycogène musculaire et hépatique), un atout pour toutes les disciplines sportives.

Le stockage du glycogène est limité à environ 300 g soit une réserve de 1200 kcal.

Le glucose est un élément énergétique privilégié puisque toutes les cellules peuvent l'utiliser. Certaines d'entre elles, les cellules cérébrales, médullaires rénales et les globules rouges, ne peuvent dans des conditions normales utiliser que du glucose. La cellule cérébrale peut utiliser un autre substrat énergétique, les corps cétoniques, mais seulement après un jeûne glucidique de 4 ou 5 jours.

1 • Métabolisme

Le glucose alimentaire après absorption est soit utilisé immédiatement dans les deux voies de la glycolyse (nommées glycolyse aérobie ou anaérobie), soit stocké dans le foie et les muscles après glycogénèse.

À quoi correspond la Glycolyse ?

La glycolyse aérobie (effort de longue durée, d'intensité faible à modérée et avec oxygène : effort supérieur à 2 minutes et pouvant continuer en théorie indéfiniment) fournit l'énergie nécessaire à la synthèse de l'ATP (Adénosine Tri Phosphate), forme sous laquelle l'énergie est utilisée par les cellules.

EN RÉSUMÉ :

La dégradation du glucose pendant ce type d'effort nous permettra d'avoir suffisamment d'ATP (38 ATP pour une molécule de glucose), donc d'énergie pour notre effort de longue durée.

La glycolyse anaérobie (effort court, bref et intense avec peu ou pas d'oxygène : effort inférieur à 2 minutes) spécifique du muscle à l'effort accomplit la même fonction avec un rendement très faible car elle s'arrête au glycérol et à l'acide lactique, métabolites intermédiaires qui devront être réutilisés par le foie.

EN RÉSUMÉ :

La dégradation du glucose pendant ce type d'effort nous permettra seulement d'avoir 2 ATP pour une molécule de glucose ; l'exercice sera donc stoppé par l'accumulation d'acide lactique.

Et le glycogène, à quoi correspond-il ?

Le glycogène : pour des raisons d'osmolarité, l'organisme ne peut constituer des réserves importantes de glucides sous forme de glucose libre. C'est la raison pour laquelle il se transforme en glycogène (sucre de réserve dans le muscle et dans le foie).

Par ailleurs, l'excès d'apport glucidique aboutit à un stockage énergétique sous forme de graisse, évitant de la sorte l'apparition d'une hyperglycémie dès lors que les réserves glycogéniques sont saturées. À l'inverse, si les réserves en glycogène sont épuisées, se met en place un autre phénomène nommé la néoglucogenèse hépatique dont les principaux substrats sont les lactates, le glycérol provenant des acides gras libres et les acides aminés.

Un jeûne prolongé induit une cétogenèse à partir des acides gras libres avec production de corps cétoniques utilisables comme «gasoil» métabolique par les organes gluco-dépendants comme le cerveau, les globules rouges.

En bref, les facteurs modifiant la distribution et la répartition du glucose sont :

→ La surcharge alimentaire glucidique qui élève la glycémie, ce qui provoque une augmentation du captage du glucose par la cellule musculaire et adipeuse et une diminution du flux de glucose du foie vers le sang.

→ L'effort musculaire diminue la tolérance au glucose (augmente la glycémie) si celui-ci est ingéré pendant l'effort.

2 • Facteurs hormonaux

Certaines hormones sont à privilégier dans le rééquilibrage alimentaire :

- **l'insuline,**
- **le cortisol,**
- **l'hormone de croissance,**
- **le glucagon,**
- **l'adrénaline.**

L'insuline est la seule hormone hypoglycémiante. Elle active la pénétration du glucose dans les cellules. Elle augmente sa transformation en glycogène et en lipides.

Le cortisol provoque une élévation du taux du glycogène, un accroissement de la néoglucogenèse (synthèse du glycogène à partir de molécules non glucidiques) et une réduction de l'utilisation du glucose.

L'hormone de croissance provoque une élévation de la glycémie, en particulier en augmentant la dégradation du glycogène au niveau du foie (glycogénolyse hépatique).

Le glucagon, qui travaille en binôme avec l'insuline, a une action hyperglycémiante surtout par augmentation brutale de la glycogénolyse.

L'adrénaline provoque une augmentation très rapide de la glycémie par une augmentation de la glycogénolyse hépatique et musculaire et par inhibition de la sécrétion insulinique. La sécrétion d'adrénaline obéit à une commande nerveuse : ainsi s'expliquent les hyperglycémies d'origine émotionnelle observées.

3 • Index glycémique

L'index glycémique (IG) d'un aliment est défini par rapport à un apport glucidique standard. Il exprime le degré d'hyperglycémie par un aliment. Un IG supérieur à 70 % est élevé alors qu'un IG inférieur à 50 % est bas. Mais l'IG varie en fonction de nombreux facteurs liés aux conditions d'ingestion, à la proportion, au mode de cuisson, à la teneur en lipides et protéines de l'aliment mais également au repas au cours duquel il est ingéré.

Ainsi, l'heure du repas est à prendre en considération. En effet, selon vos fluctuations hormonales, votre organisme déclenche des stimulations enzymatiques capables de plus ou moins bien absorber correctement les glucides ingérés (cf. partie hormone).

Selon la période dans laquelle vous êtes, si vous êtes sportif et cherchez à atteindre un poids de corps pour un jour J, il faudra prendre en compte ce facteur.

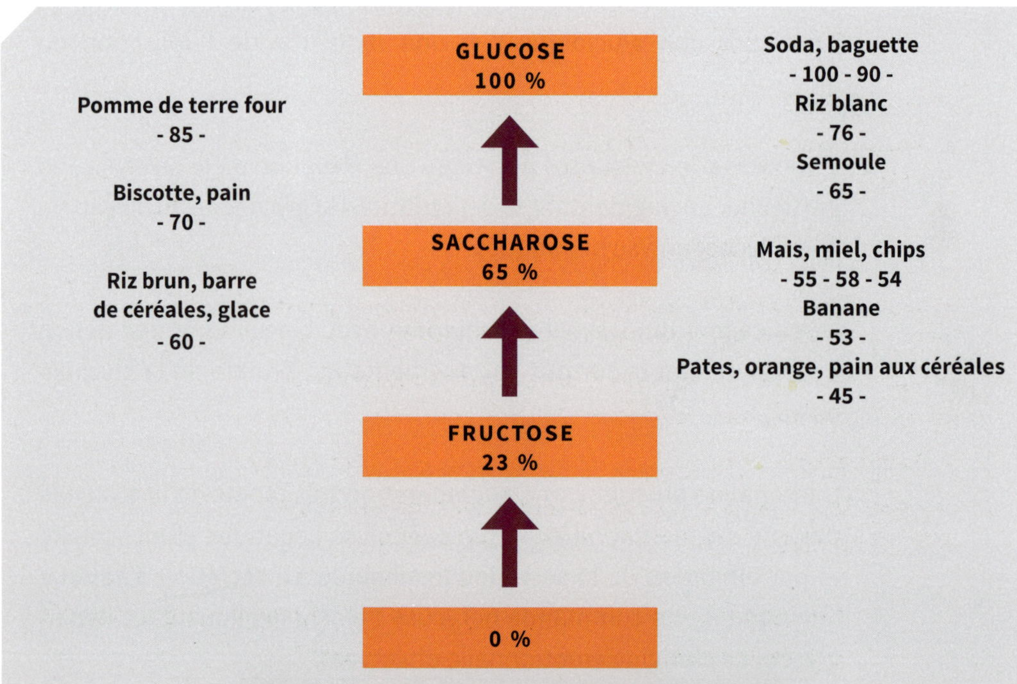

Figure 2 Index glycémique exprimé en pourcentage.

Il existe plusieurs types de sucres, qu'il est intéressant d'équilibrer au travers de votre rééquilibrage alimentaire.

Certains glucides simples exposent à une problématique santé. Le fructose est un monosaccharide à index glycémique faible (23 %) dont l'absorption permet une utilisation hépatique qui est partiellement insulino-dépendante pour produire du glucose, des lipides et des lactates. Absorbé en excès (>50-75 g/j), le fructose entraîne une élévation de l'acide urique, des triglycérides et des lactates. Sa consommation en forte croissance au cours des dernières années (sodas, confiseries..) est associée à l'augmentation du surpoids et de l'obésité. Consommé en grande quantité, il stimule la prise alimentaire et favorise la production des triglycérides. Sa consommation est meilleure sous forme de fruits plutôt que sous forme d'addition dans l'alimentation industrielle. Il est donc intéressant de l'utiliser de par son index glycémique bas, mais de choisir la qualité et la bonne quantité en fonction de vos échéances et à des moments précis de la journée : après l'entraînement, et dans l'après-midi, sont des moments propices à la prise de fructose.

Les effets positifs du fructose :

- **il ne surcharge pas le système pancréatique,**
- **il risque moins que le saccharose de provoquer des cycles hyper et hypoglycémique.**

Les effets négatifs du fructose :

- **une consommation de fructose de plus de 50 grammes par jour peut entraîner des ballonnements, pertes de selles ;**
- **il peut élever le taux de graisses dans le sang (triglycérides), facteurs de maladies cardio-vasculaires ;**
- **il augmente les taux de ghréline, hormone qui stimule l'appétit ;**
- **il peut faire apparaître une goutte due à une consommation importante (sous forme de sucre ou de fruits).**

Ce sucre devient dangereux quand il est absorbé en excès, mais est-ce une raison pour s'en priver totalement ?

Ne supprimez rien ! De l'énergie, il en faut, et seuls les glucides seront capables de vous l'apporter, que vous soyez en stabilisation ou perte de poids ; les glucides doivent faire partie intégrante de votre alimentation. L'équilibre, comme pour les autres éléments nutritionnels, se fait de manière individualisée, il vous faut connaître la quantité exacte de ce dont vous avez besoin et savoir à quels moments de la journée il est plus propice pour vous de les ingérer, ce qui est l'objet de notre deuxième partie de lecture.

Il n'est donc pas question de remettre en question le gâteau du dimanche (15 à 20 g de sucre en moyenne dans une portion) ni même la brioche (8,6 g dans 100 g) ou le croissant (5,6 g/100 g) du petit déjeuner de ce même jour.

Si l'apport de glucose n'est pas assuré, s'installe une cétonémie. Les corps cétoniques proviennent du catabolisme lipidique. Après 8 à 15 jours apparaît une adaptation enzymatique du cerveau de telle sorte que celui-ci devient capable de se passer presque entièrement de glucose. La néoglucogenèse hépatique, massive au début du jeûne glucidique, diminue alors.

En revanche, la médullaire rénale demeure gluco-dépendante et continue à couvrir son besoin glucidique par néoglucogenèse locale. Ainsi, la notion du besoin glucidique est-elle relative, puisque un régime lipido-protidique permet un équilibre nutritionnel, certes particulier, mais durable.

Le danger d'un tel équilibre est qu'il nécessite, afin que l'apport calorique soit suffisant, un apport massif de lipides, or, la tolérance génétique à un tel apport est chez un grand nombre de sujets limitée. Il en résulte une hypercholestérolémie et une augmentation du risque cardio-vasculaire précoce. De plus, il semblerait que l'hyper-cétonémie prolongée puisse constituer un risque cardio-vasculaire complémentaire.

Par ailleurs, mélangé dans l'estomac avec le reste des aliments, sachez que le sucre sera métabolisé moins vite. Parallèlement, du sucre pris entre les repas va passer rapidement dans votre organisme et venir perturber votre glycémie et engendrer alors un coup de pompe en retour qui entraînera à son tour et inévitablement un appel pour en absorber de nouveau et ainsi de suite.

Ainsi, la consommation de sucre fournit de l'énergie à court terme, mais ce n'est pas une forme de stockage d'énergie pour l'organisme. Une partie du sucre consommé peut être utilisée immédiatement pour fournir de l'énergie si besoin, et ce dans les minutes qui suivent ; une autre partie sera emmagasinée dans le foie et les muscles (glycogène) pour une utilisation plus tardive. Une troisième partie sera transformée en graisse (triglycérides) qui sera stockée dans les cellules du tissu adipeux. Dès lors que nous consommons du glucose, l'insuline libérée provoque la glycolyse, bloque la lipolyse et favorise la lipogenèse. En effet, le stock de glycogène hépatique (réserve de sucre) est limité et le glycogène musculaire n'est utilisable que par les muscles. Il faut donc ajuster en fonction de vos activités la bonne quantité de glucose nécessaire à votre organisme.

TENEUR EN FRUCTOSE DES ALIMENTS	En g/100 g
LAIT	
Vache-chèvre	0
FRUITS FRAIS	
Abricot	0.4
Banane	7
Ananas	1.4
Cerise	7.2
Figue	8.2
Fraise	2.3
Orange	2.4
Pêche	1.6
Poire	8
Pomme	7
Prune	2.7
Raisin	7 à 11
FRUITS SECS	
Abricot	34
Datte	15 à 20
Figue	31
PRODUITS SUCRÉS	
Miel	40.5
confiture	8

Tableau 2 Teneur en fructose en g/100 g de différents aliments.

TENEUR EN SACCHAROSE DES ALIMENTS	En g/100 g	TENEUR EN SACCHAROSE DES ALIMENTS	En g/100 g
LAIT		ALIMENTS SUCRÉS	
Vache-chèvre	0	Miel	2.6 à 3
FRUITS		Bonbon	93
Abricots	3.6	Chocolat	20 à 60
Ananas	7.5	Confiture	50 à 55
Banane	6 à 9	Sucre	99.5
Pêche, orange	4.2	LÉGUMES FRAIS	
Poire	1	Betterave rouge	9 à 15
Pomme	2	Carotte	1.7
Prune	2	Chou	1 à 2
Raisin	0	Melon	3.3 à 6.2
Cerise	0	Oignon	2 à 3
FRUITS SÉCHÉS		LÉGUMES SECS	
Dattes	45 à 48	Pois sec	6.7
FRUITS OLÉAGINEUX		Lentilles	2.1
Amande	2.3	Haricots	1.6
Cacahuète	4.5	FARINEUX	
Noisette	0	Biscotte	1
Noix	0	Croissant	2
Olive	0	RICHESSE NULLE	
BOISSONS		Viande, charcuterie	0
Limonade	10 à 12	Coquillage, Œuf	0
Bière	0	Laitage	0
Vin	0	Fromage	0

Tableau 3 Teneur en saccharose en g/100 g de différents aliments.

RÉSUMÉ

Le glucose

L'absorption est rapide, absorbé en moins de 45 minutes.
Toutes les cellules peuvent l'utiliser et certaines d'entre elles ne peuvent utiliser que du glucose (cellules cérébrales, rénales, globules rouges).

Les facteurs qui élèvent la glycémie :

- **la surcharge glucidique par rapport aux besoins ;**
- **certaines hormones : cortisol, hormone de croissance (GH) et adrénaline ; seule l'insuline diminue la glycémie.**

Il existe plusieurs types de sucres :
Le fructose ingéré sous 2 formes :

- **directe : fructose des fruits et du miel ;**
- **indirecte (car associé au glucose) : le saccharose comme le sucre de canne.**

Son absorption est lente, environ 45 % plus lente que le glucose.

Le galactose

Constituant du lactose, transformé en glucose dans l'intestin grêle.

Le lactose

Scindé dans l'intestin grêle en glucose et galactose par une enzyme : la lactase.
Un adulte qui ne consomme pas de lactose est incapable d'hydrolyser celui-ci en grande quantité. Cela explique les intolérants au lait.

Le saccharose

Ou sucre de table, scindé dans l'intestin sous l'influence d'une enzyme, l'invertase, en glucose et fructose.

Rôles des glucides

Principales sources d'énergie de l'organisme. Ils représentent le seul aliment de nos cellules nerveuses : le cerveau en consomme à lui seul environ 100 g/j.

Indispensables à l'équilibre alimentaire et transporteurs des vitamines.

Besoins

La quantité varie en fonction de l'activité physique. Le besoin minimal est d'environ 100 g/j pour assurer le glucose nécessaire aux organes gluco-dépendants (cerveau, globules rouges et la médullaire rénale). Cependant les muscles et le foie sont capables de stocker le glucose, nous pouvons donc nous passer de glucides à certains repas, l'organisme utilise alors ses réserves ; mais attention, ses réserves ne peuvent nous fournir de l'énergie que pendant quelques heures.

Carences

Une faible consommation de glucides oblige l'organisme à fabriquer lui-même du glucose à partir des graisses et des protéines des muscles : cela induit certes une perte de poids, principalement au niveau du muscle et moins au niveau de la masse graisseuse, ce qui entraîne alors un ralentissement du métabolisme et donc la dépense d'énergie devient plus faible et la perte de poids ralentit voire s'arrête. Une reprise immédiate d'un minimum de glucides devant un tel phénomène entraîne une reprise du poids du corps rapidement. (Rebond glucidique : 1 g de glucide retient 2.7 g d'eau).
Si l'apport est de moins de 80-100 g/j (en moyenne), les glucides seront fabriqués à partir des protéines, et si la situation se prolonge au-delà de 8 jours, cela provoquera une augmentation du risque cardio-vasculaire.

Excès

Une consommation trop importante de glucides en fonction des besoins réels du sujet entraîne une transformation des sucres en graisse et les stocke dans les cellules graisseuses ; ce qui favorise donc la prise de poids et peut conduire à l'extrême, et souvent après des années de pratique sportive, au surpoids voire à l'obésité si l'équilibre alimentaire a été mal réalisé.

C • LES LIPIDES

Dans l'organisme, il y a approximativement 25 milliards d'adipocytes, ce qui correspond à une dizaine de kilos de graisse ou encore 90 000 kcal de réserves énergétiques, de l'ordre de grandeur de 6 semaines de dépense.

Ce stock d'énergie provient soit des lipides alimentaires «réarrangés», soit de la lipogenèse (synthèse des graisses) à partir du glucose.

Les principaux lipides alimentaires sont les triglycérides : ils comportent un glycérol et 3 acides gras.

Les lipides tout comme les glucides sont des sources importantes d'énergie (9 kcal pour 1 g) qui améliorent d'une part l'onctuosité des aliments, mais qui ont un rôle structurel : constituant des membranes cellulaires.

Nous distinguons 3 formes : les graisses saturées, mono-insaturées et polyinsaturées (la distinction de chacune se caractérise par le nombre d'atomes de carbone qui les composent).

Ils sont stockés par l'organisme sous forme de triglycérides, dans lesquels 3 molécules d'acides gras forment un ester avec une molécule de glycérol. Lorsqu'ils ne sont pas liés à d'autres molécules, ils sont nommés acides gras libres.

Les acides gras peuvent être synthétisés par l'organisme à travers un ensemble de processus métaboliques appelé lipogenèse. Ils sont également apportés par l'alimentation en grande quantité.

De façon très générale, ils représentent 30 à 35 % de notre ration calorique soit l'équivalent de 65 g pour une femme et 90 g pour un homme.

Les acides gras saturés permettent d'une façon globale de réguler la fluidité des membranes biologiques. Un excès d'acides gras saturés peut altérer leur fonction en réduisant la perméabilité.
Dans l'alimentation, ce sont les matières grasses des viandes, des produits laitiers ainsi que des viennoiseries qui apportent le plus d'acides gras saturés.

Les huiles végétales contiennent peu d'acides gras saturés, leur taux est relativement faible :

- **huile de tournesol : 10 % ;**
- **huile de maïs et huile d'olive : 13 % ;**
- **huile de soja : 15 % ;**
- **huile de coco : 92 % ;**
- **concernant les viandes blanches et poissons : 20 à 35 % ;**
- **porc et bœuf : 30 à 45 % ;**
- **viennoiseries : 50 à 60 %.**

Il est recommandé de ne pas absorber plus de 11 % de ses besoins énergétiques sous forme d'acides gras saturés, soit l'équivalent de 20 g par jour pour une femme et 30 g pour un homme.

1 • Acides gras insaturés : les acides gras trans et CIS

Différents par leur composition chimique, on les distingue par ce que l'on nomme les acides gras trans et CIS.

Les acides gras trans ne sont pour la plupart pas synthétisés par les organismes. Ils sont produits par l'industrie agroalimentaire et destinés à donner une meilleure tenue aux aliments.

Les acides gras CIS sont la forme la plus courante contenue dans l'alimentation.

Les acides gras trans peuvent se trouver naturellement en petites quantités dans le lait et la viande. Cependant, la majorité des acides gras trans (AGT) que nous consommons vient directement des aliments ayant subi des procédés industriels visant à solidifier des matières grasses végétales, c'est l'hydrogénation partielle. Celle-ci est utilisée pour rendre les huiles plus riches en acides gras saturés et par conséquent moins sensibles à l'oxydation. Ceci permet d'obtenir des textures et une conservation plus longue (viennoiserie, pâtisserie, produits industriels, barres chocolatées, biscuits).

Ces acides gras trans favorisent l'augmentation du mauvais cholestérol (LDL : Low Density Lipoprorein) au détriment du bon, et par conséquent l'obstruction des artères à long terme. En revanche, les acides gras trans présents naturellement dans la viande ou le lait en faible quantité n'ont montré aucun effet sur la fréquence des maladies cardio-vasculaires.
Il faut donc apprendre à lire les étiquettes des produits et à individualiser, là aussi, comme pour les protéines ou les glucides, la quantité de lipides nécessaire à chacun.

2 • Les oméga 3 et 6

Bon nombre d'entre nous parlent des oméga 3, ces précieux acides gras dont nous manquons et dont les effets sur la santé sont bénéfiques. Pourtant il ne suffit pas d'augmenter nos apports en oméga 3 pour que tout aille bien. Comment s'y prendre ?

Les oméga 3 et 6 sont appelés acides gras polyinsaturés dits essentiels, c'est-à-dire qu'ils sont indispensables au bon fonctionnement de notre organisme. Ce dernier ne sait pas les fabriquer, ils doivent donc être apportés par l'alimentation.

Il faut un équilibre entre les deux.
Avant, notre alimentation était équilibrée en oméga 3 et oméga 6 car les produits consommés étaient plus riches en oméga 3. En effet, les

produits issus des animaux nourris en pâturages étaient riches en oméga 3 : viande, lait, œufs... Avec le temps, l'élevage, les choses se sont inversées. Les animaux élevés au maïs et au soja entraînent une alimentation pauvre en oméga 3 et riche en oméga 6.

Ainsi, pour retrouver un bon équilibre omega 3/6, il faut privilégier les aliments riches en omega 3 (poisson, noix, huile de colza) ; parallèlement, il faut veiller à diminuer les apports en omega 6 (huile de mais, de tournesol et tous les produits industriels).

Rien ne sert non plus d'absorber à outrance un surplus d'omega 3 comme nous le voyons chez certains sportifs au risque de : provoquer des problèmes de coagulation (proche de l'hémophilie), des taux plus élevés de cholestérol (LDL), une baisse de la glycémie (surtout chez les diabétiques) ou bien encore une baisse des réponses immunitaires et inflammatoires.

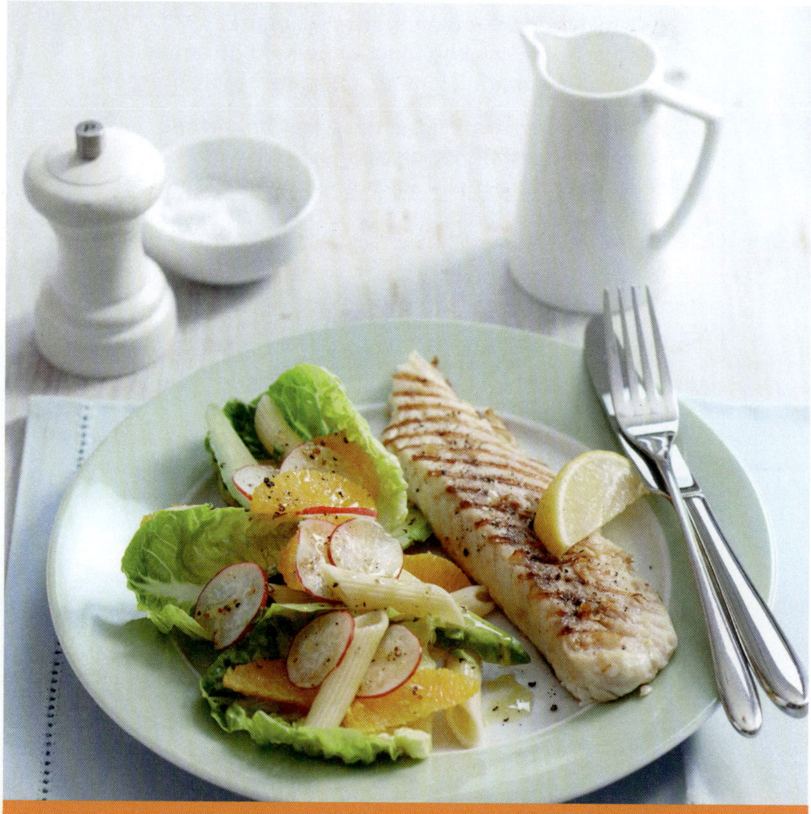

RÉSUMÉ

Les lipides

Ils représentent les graisses de notre organisme, indispensables à son bon fonctionnement, contribuant à la synthèse des hormones. Ils fournissent des acides gras essentiels, absorbent les vitamines A, D ,E ,K et rehaussent la saveur.
Ils sont consommés après les sucres au niveau de notre intestin.

Les lipides sont présents dans l'huile, le beurre, le gras, quelques viandes, fromages, etc.

La plupart des lipides alimentaires sont constitués de triglycérides.
Ils sont très énergétiques : 1 g de lipide apporte 9 kcal.

Une nourriture trop riche en graisse par rapport aux besoins favorise le surpoids/obésité et les maladies cardio-vasculaires.

Rôles

- **Constitution des membranes cellulaires, indispensables au bon fonctionnement de notre organisme et parallèlement à notre système hormonal.**
- **C'est un substrat énergétique très important en particulier dans les disciplines sportives de longues durées et d'intensité modérée (aérobie).**

Ils représentent environ 30 % de notre ration calorique par jour. Cependant, selon votre métabolisme, votre activité quotidienne et votre activité sportive, la quantité de lipides, tout comme les protéines et les glucides, doit être individualisée et calculée en fonction de l'ensemble de ces facteurs.

Les acides gras insaturés : 2 groupes

- **Les acides gras polyinsaturés (oméga 6) sont apportés par l'huile de mais, tournesol…**
- **Les acides gras polyinsaturés (oméga 3) sont apportés par les graines de lin, les noix, les huiles, et ne doivent pas être chauffés contrairement aux poissons si nous voulons les préserver.**

Les oméga 6 en excès empêchent l'utilisation des oméga 3 par l'organisme.

Les acides gras monoinsaturés : oméga 9

- **Ils ont un effet bénéfique sur le système cardio-vasculaire (avocat, noix, graines, huile d'olive).**

Les acides gras saturés

- **Ils ont une très mauvaise réputation car leur consommation en excès favorise l'augmentation du mauvais cholestérol, mais ont toute leur place dans l'alimentation humaine puisqu'ils permettent une bonne constitution des membranes cellulaires (beurre, fromage, charcuterie, crème...).**

Les acides gras trans

- **Ils sont la résultante d'un procédé industriel qui modifie la configuration des molécules d'acides gras insaturés. Ce procédé permet de confectionner des margarines solides à partir d'huiles végétales insaturées. Ils ont un effet particulièrement néfaste sur le taux de cholestérol et de triglycérides.**

III • Le système hormonal et l'alimentation

Les hormones ont pour objet de transmettre les messages cellulaires, les informations destinées à harmoniser les réactions de l'organisme.

L'activité physique et l'alimentation sont à l'origine d'une stimulation ou d'une inhibition de l'ensemble des hormones, quelle que soit leur fonction.

Pour certaines d'entre elles, elles présentent un rythme circadien, c'est-à-dire qu'elles sont sous l'influence de nombreux mécanismes biologiques, physiologiques et comportementaux.

L'usine hormonale est très complexe, d'autant que chaque hormone interagit avec les autres, de façon antagoniste ou bien synergique. Les principales hormones qui nous intéressent et dont nous connaissons plus ou moins bien le rythme nycthéméral ont une grande influence sur la prise alimentaire et l'utilisation des nutriments :

■ Le cortisol, l'hormone de croissance et l'insuline.

Ce rythme provient à la fois de l'environnement mais également des mécanismes cérébraux. Nous sommes une véritable horloge biologique cadrée sur les alternances jour/nuit.

Ce rythme circadien peut malgré tout être perturbé par le décalage horaire (jet lag syndrome). Ce décalage horaire impose à l'organisme de resynchroniser son rythme (il faut compter un jour pour une heure de décalage horaire).

Il peut être aussi perturbé par une alimentation riche en graisse qui trouble le sommeil et qui par conséquent entraîne la production d'une hormone : l'adiponectine. Cette dernière joue un rôle important dans le stockage des lipides en régulant la combustion des graisses via une augmentation de la sensibilité à l'insuline, ce qui favorise alors le stockage des graisses.

A • LE CORTISOL

C'est une hormone présentant un rythme circadien, qui fait partie des stéroïdes, des hormones dérivées du cholestérol. Il est produit au niveau du cortex et de la glande surrénale (partie nommée corticosurrénale).

→ INFLUENCE SUR LE MÉTABOLISME

Ses fonctions principales sont la régulation du métabolisme des graisses, des protéines et des glucides.

Au niveau des protéines et des graisses : son action principale est de les dégrader.

Au niveau des glucides, le cortisol participe à la régulation de la glycémie en augmentant la synthèse du glucose par le foie (néoglucogenèse).

Lorsque le cortisol est apporté sous forme médicamenteuse avec des dosages bien supérieurs aux normes physiologiques, il a une action sur les minéralocorticoïdes qui favorisent la rétention d'eau.

La sécrétion du cortisol suit donc un rythme nommé rythme circadien.

Son pic maximal est situé entre 6 h et 8 h du matin, puis diminue pour être presque nul en milieu de nuit avant de ré-augmenter pour atteindre un nouveau pic le lendemain matin vers 8 h.

Dans une journée type, ce cortisol est donc très élevé le matin mais présente d'autres pics moins élevés situés à 12 h, 16 h et 20 h. Les pics les plus importants sont situés au moment des repas, goûter inclus, et persistent même si on saute un repas.

À chaque pic le cortisol provoque des stimulations enzymatiques déclenchant alors les centres de la faim. Quel est ainsi son rôle sur l'alimentation à chaque pic ?

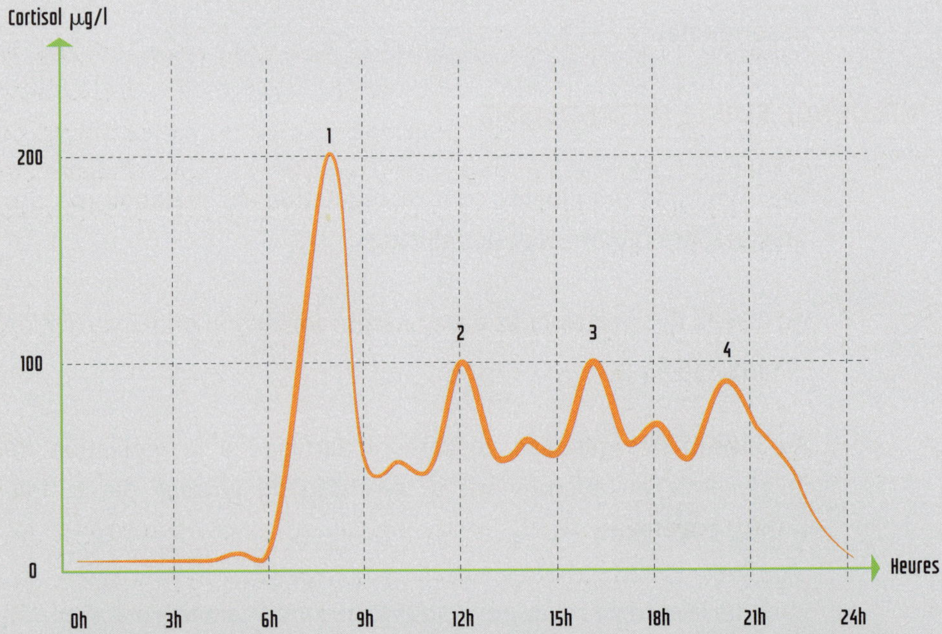

Figure 3 Variation du cortisol dans la journée (exprimé en µg/l) E.Herduin, 2014.

→ LE CORTISOL ET LES PROTÉINES

Cette hormone augmente la formation d'enzymes nommées protéases, accroissant ainsi le catabolisme des protéines musculaires avec libération des acides aminés dans le sang. De plus, cette hormone diminue le transport des acides aminés vers les cellules à l'exception de celles du foie : il en découle un accroissement des acides aminés dans le sang et dans le foie, ce qui entraîne une stimulation de la néoglucogenèse à partir des acides aminés. En résumé, le cortisol, en particulier le matin, entraîne une perte protéique au profit d'une synthèse de glucose, donc de sucre.

Il va de soi qu'il est donc important d'avoir au petit déjeuner un apport alimentaire riche en protéines, ce qui permettra d'éviter l'effet protéolytique du cortisol (catabolisme).

→ LE CORTISOL ET LES GLUCIDES

Cette hormone augmente la glycémie dès 8 h du matin, même si le sujet reste sans manger, à la fois par la néoglucogenèse (synthèse du glycogène par les acides aminés) et par hydrolyse du glycogène hépatique (destruction du sucre de réserve au niveau du foie). Cet effet hyperglycémiant du cortisol est synergique avec l'action de l'adrénaline et du glucagon.

L'apport de glucides favorisera quant à lui une diminution de la néoglucogenèse.

→ LE CORTISOL ET LES LIPIDES

Le cortisol active des enzymes nommées lipases, entraînant une lipolyse avec libération des acides gras libres et du glycérol.

Ainsi, l'absorption de lipides le matin réduit l'action lipolytique et ces graisses favoriseront, la nuit suivante, la réparation des membranes cellulaires, permettant alors au système hormonal de fonctionner sans embûches. En effet, les membranes cellulaires sont constituées d'une couche phospholipidique ; c'est cette couche qui, nourrie par un apport lipidique correct, permettra à votre système hormonal de fonctionner correctement, et ce en fonction des besoins de votre organisme.

B • L'INSULINE

L'insuline est une hormone sécrétée par le pancréas. Cette hormone a, avec le glucagon, un rôle majeur dans la régulation des substrats énergétiques, dont les principaux sont le glucose, les acides gras et les corps cétoniques (dégradation des acides gras afin d'obtenir des glucides qui sont en réserve insuffisante).

Le rôle principal de l'insuline est l'effet hypoglycémiant qu'elle procure (diminution du taux de glucose dans le sang). Cette insuline est sécrétée en fonction de l'état nutritionnel et de l'activité physique. Si elle vient à manquer, c'est le diabète et toutes ses complications qui apparaissent.

→ INFLUENCE SUR LE MÉTABOLISME INSULINE ET GLUCIDES

Cette hormone possède avant tout un rôle hypoglycémiant, c'est-à-dire qu'elle fait baisser le taux de sucre dans le sang. L'insuline va donc stimuler l'activation d'enzymes nécessaires à l'assimilation du glucose dans les cellules et la production d'énergie (glycolyse).

L'insuline stimule également la glycogénogenèse, qui est la synthèse du glycogène dans le foie et les muscles.

Après un repas, l'insuline est stimulée par l'élévation de la glycémie (concentration de glucose dans le sang), mais aussi sous l'influence directe de la présence des aliments dans le tube digestif ; ceci permet le stockage du glucose, produit final de la digestion des aliments glucidiques.

En cas d'abondance alimentaire, l'insuline stimule la conversion des glucides en acides gras, en vue de les stocker dans le tissu adipeux. Dans cette situation de surplus alimentaire, après les repas, l'insuline bloque la production de glucose par le foie. Ainsi, par la mise en stock du glucose alimentaire et l'arrêt de la production de glucose par le foie, la glycémie diminue.

Entre les repas, la diminution de la sécrétion d'insuline permet la libération des stocks de glucose (glycogénolyse hépatique) et la production de nouveau de glucose par le foie (néoglucogenèse).

Lors du jeûne prolongé, la diminution d'insuline va entraîner la production de corps cétoniques, dérivés des acides gras du tissu adipeux.

→ INSULINE ET PROTÉINES

L'insuline inhibe la dégradation des protéines et favorise la captation des acides aminés.

→ INSULINE ET LIPIDES

L'insuline diminue l'activité des lipases (enzymes aidant à la digestion).

L'insuline inhibe la lipolyse et favorise la lipogenèse, c'est-à-dire la fabrication de triglycérides à partir d'acides gras. Elle permet donc le stockage des graisses.

L'insuline a donc des effets immédiats sur la régulation des flux des substrats énergétiques, mais présente également des effets à plus long terme sur la croissance : c'est une hormone anabolisante.

Comment fonctionne l'insuline ? A-t-elle un véritable cycle nycthéméral ?

Il existe peu de travaux sur le sujet. L'hyperglycémie modérée provoquée par le cortisol est suivie d'un pic d'insuline vers 9 h le matin. Sa sécrétion est ainsi retardée par rapport à celle du cortisol.
Le pic le plus haut de l'insuline a lieu aux alentours de 14 h. Au moment du goûter (16-18 h) et du dîner (20-21 h), les pics sont plus petits voire pratiquement inexistants.

Les élévations de l'insuline commencent généralement avant les repas, sans doute sous l'effet des petits pics de cortisol. Le glucostat hypothalamique, qui est responsable de la sensation de faim, est certainement stimulé par l'hypoglycémie induite par la sécrétion d'insuline primaire.

Outre les variations de la sécrétion de l'insuline, apparaît un deuxième facteur important pour son effet sur les glucides : la variation de la sensibilité des récepteurs à l'hormone.

En effet, le matin ces récepteurs sont sensibles : c'est donc à ce moment que le risque d'hypoglycémie est le plus grand, malgré une sécrétion modérée d'insuline (cas des hypoglycémies aux alentours de 11 h pour ceux qui ne prennent qu'un tout petit petit déjeuner voire aucun).
À 14 h : lors de la plus forte sécrétion d'insuline, les récepteurs sont peu sensibles : cette insulinorésistance permet de recommander à nos sujets un repas moins riche en glucides que celui du matin (cela ne veut pas dire qu'il ne faut pas en mettre !).
À 20 h : les besoins en glucides sont minimes, car le pic d'insuline est moindre et les récepteurs sont résistants.

L'insuline, comme nous l'avons vu, est également l'hormone de la lipogenèse. Cette lipogenèse a lieu le jour. La nuit l'insulinémie étant au plus bas, c'est l'inverse qui se produit : la lipolyse.

Cette lipogenèse a lieu au niveau des adipocytes et le substrat de départ à sa formation est le glucose. Cependant, des apports en glucides adaptés à la réponse insulinique le matin, au déjeuner et au moment du goûter, soit vers 16-17 h, représentent une source importante de matériaux énergétiques et, par conséquent, ne serviront que de manière insignifiante à la lipogenèse.

Au dîner, les besoins énergétiques sont faibles ; un apport en glucides important entraîne une forte lipogenèse que la lipolyse se déroulant la nuit ne pourra compenser, et qui se traduira donc par une prise de poids. Attention, en fonction des intensités d'entraînement et du but recherché par chaque sportif, l'apport glucidique peut être présent sans forcément prendre de poids. Un exemple, si l'apport glucidique du dîner est absorbé dans l'heure qui suit l'entraînement, il sera pris en charge par une enzyme permettant de mettre ces glucides sous forme de glycogène et non de les stocker (évidemment, les quantités doivent être mesurées par rapport à chaque individu).

Concernant les protéines, tout au long de la journée l'insuline fait l'inverse du cortisol, c'est-à-dire qu'elle augmente le transfert des acides aminés à travers les membranes et se comporte comme un agent anabolisant.

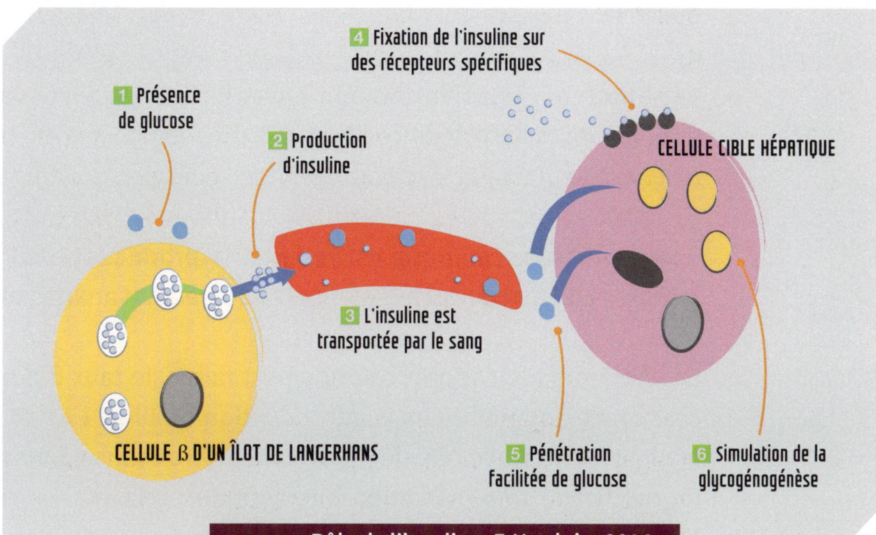

Figure 4 Rôle de l'insuline, E.Herduin, 2014.

C • L'HORMONE DE CROISSANCE (GROWTH HORMON, GH)

L'hormone de croissance, généralement dénommée GH, de l'anglais Growth Hormon, est aussi appelée somatotropine (ST : somatotropin hormone).

La sécrétion de cette hormone de croissance est pulsatile : il y a des pics pendant la nuit, principalement après l'endormissement (lors des phases de sommeil lent profond) ; il existe également des pics de jour spontanés ou favorisés par différents stimulus tels que le stress, l'entraînement, l'hypoglycémie.

Les effets de l'hormone de croissance sont de type anabolique et s'inscrivent à travers les trois métabolismes : protéique, glucidique et lipidique.

→ HORMONE DE CROISSANCE ET PROTÉINE

De façon générale l'hormone de croissance est nécessaire pour la croissance normale et la synthèse des protéines. Elle agit à divers niveaux du métabolisme des acides aminés (AA) et diminue le catabolisme.

Cette hormone travaille en binôme avec l'IGF-1 (Insulin Gowth Factor) pour favoriser la croissance des tissus (anabolisme) et/ou utiliser les réserves de masse grasse pour avoir de l'énergie.

Si la restriction calorique est réduite, la production de l'IGF-1 est réduite et le taux de GH augmente, ce qui réduit l'anabolisme.

En effet, lorsque l'apport calorique est faible, le taux d'hormone de croissance augmente, mais la production de l'IGF-1 et de l'insuline n'augmente pas. Le rôle de l'hormone de croissance dans ce cas est de permettre une utilisation énergétique de la graisse mais sans impact sur la croissance musculaire. C'est la raison pour laquelle si vous êtes en dessous de la quantité de substrats énergétiques nécessaire à votre organisme, vous ne pourrez pas augmenter votre masse musculaire.

À l'inverse, si l'apport calorique est en adéquation avec vos besoins, la production de l'hormone de croissance entraînera une augmentation des taux d'IGF-1 et de l'insuline. Sur ce schéma, le rôle de l'hormone de croissance augmentera votre anabolisme, et par conséquent votre masse musculaire.

→ HORMONE DE CROISSANCE ET GLUCIDES

De façon générale, elle augmente la glycémie. On nomme cela une réaction « diabétogène », elle est donc hyperglycémiante. L'hormone de croissance empêche les glucides de s'oxyder au niveau des cellules.

Elle stimule la dégradation du glycogène en glucose (glycogénolyse) et inhibe la glycogénogenèse.

→ HORMONE DE CROISSANCE ET LIPIDES

Cette hormone est lipolytique, c'est-à-dire qu'elle augmente la libération des acides gras par les adipocytes et favorise donc l'oxydation des acides gras pour subvenir aux besoins énergétiques de l'organisme. Le pic de l'hormone de croissance est situé vers 2 et 3 h du matin. C'est la nuit que l'hormone de croissance va favoriser la réparation des membranes phospholipidiques des cellules et accroître la multiplication cellulaire vers 1h du matin.

IV • Journée type en fonction du système hormonal

Ainsi le rééquilibrage alimentaire devrait être adapté aux rythmes biologiques de ces trois principales hormones ayant un impact non négligeable sur les hormones thyroïdiennes permettant d'augmenter le métabolisme.

Le petit déjeuner devrait comprendre une part de glucides lents et non de glucides à index glycémique élevé : pain, fromage, beurre, charcuterie, œufs. Ces aliments seront utilisés à bon escient comme source d'énergie. L'activité enzymatique se déclenchant le matin entre 6 h et 8 h permettra de métaboliser correctement ces aliments et de les transporter afin d'être utilisés pour la réparation cellulaire. Ces aliments permettront également de ne pas faire augmenter votre insuline, ce qui vous évitera les coups de pompe de 10 h.

Au déjeuner, toujours privilégier une part de viande et de glucides qui sera calculée en fonction de vos besoins et de votre activité sportive ou extrasportive.

Évitez, au déjeuner, les fruits et l'ensemble des aliments trop sucrés (pâtisseries, jus de fruits, crème chocolatée...). En effet, l'absorption d'un aliment à index glycémique élevé après le repas entraînera une augmentation d'insuline, laquelle sera suivie d'un coup de pompe (le fameux coup de pompe : j'ai mangé donc je digère).

Évitez cette fatigue inutile ! Surtout si vous vous entraînez peu de temps après votre déjeuner. Le but du rééquilibrage, c'est de maintenir votre taux de glycémie de façon constante tout au long de la journée.

Si vous faites augmenter rapidement votre taux d'insuline en absorbant un aliment très sucré, dites-vous que vous aurez ensuite une chute… le sucre appelle le sucre… votre insuline risque alors de fonctionner en dents de scie… et vous, vous suivrez ce schéma par une fatigue plus ou moins intense en fonction de ce que vous faites.

L'après-midi, aux alentours de 16-17 h. Cet apport sucré dont vous aviez envie en fin de repas au déjeuner, et bien prenez-le lors de votre goûter ! À cette heure-ci, privilégiez les index glycémiques hauts. Votre pancréas stimule votre insuline et celle-ci vous demande de lui apporter du sucre ! Chocolat, fruits, graines oléagineuses, fruits secs, pain, sorbet, confiture... faites-vous plaisir !

Au dîner, ne négligez pas les protéines ! Une part de viande ou de poisson est importante.

Favorisez les légumes cuits de préférence : en effet, le soir, vos hormones sont au repos et donc le stockage est plus favorable.

Cependant, si vous vous êtes entraîné dans la soirée, remplacez ces légumes cuits par un apport de légumineuse (flageolet, petits pois, Soissons, fèves..) : les légumineuses ont des apports glucidiques moins riches que les féculents (pâtes, riz, pommes de terre...) mais permettront de resynthétiser le sucre de réserve que vous avez dépensé lors de votre entraînement (glycogène).

Lors de l'entraînement, une collation est la bienvenue. Si l'entraînement est loin des repas, n'hésitez pas à :

→ Avant l'entraînement (environ 45 minutes avant), prendre une collation composée de protéines et glucides (à voir selon votre activité sportive et l'intensité de l'entraînement), par exemple : pain et tranche de poulet peuvent être absorbés.

→ Après l'entraînement, l'important est de recharger votre organisme en sucre de réserve dépensé pendant votre séance : une enzyme est secrétée dès la fin de votre entraînement, la glycogène synthase. Cette dernière sera ravie de recevoir des sucres rapides accompagnés d'une portion de protéines. Donnez-lui directement (dans les 20 minutes) après l'entraînement de façon à ce qu'elle ne stocke pas cet apport : fromage blanc et céréales restent un exemple très simple.

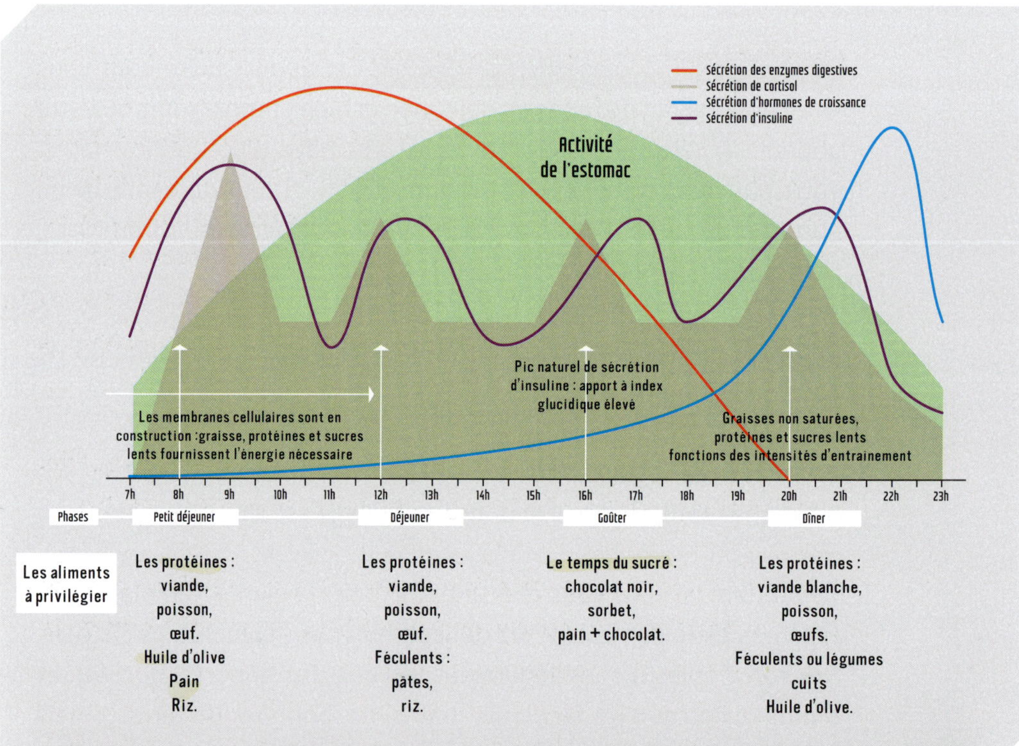

Figure 5 Chrononutrition - Rythme journalier des sécrétions hormonales. E. Herduin, 2014.

V • Système hormonal et activité physique

L'activité physique s'accompagne d'une adaptation des différentes fonctions impliquées dans le métabolisme énergétique. Les hormones jouent un rôle important dans ces différentes adaptations de façon à assurer un apport suffisant de substrats au niveau de votre muscle et en particulier de vos fibres musculaires. L'énergie nécessaire à la contraction provient de l'adénosine tri-phosphate (ATP). Pour les exercices de courte durée, c'est la dégradation des sucres qui va assurer l'énergie (glycolyse) tant que les stocks de glucose et glycogène (hépatique et musculaire) ne sont pas épuisés.

Lors d'exercices de plus longue durée et pour épargner les stocks minimaux de glycogène, ce sont les lipides qui vont être sollicités.

Au cours d'un exercice, et selon la durée de ce dernier, l'énergie provient donc de la glycolyse, puis de de la glycogénolyse puis de la lipolyse et enfin de la néoglucogenèse.

Toutes ces chaînes métaboliques qui assurent la mobilisation des substrats et l'utilisation des composés énergétiques ne sont possibles que par la mise en jeu de plusieurs facteurs dont participent les hormones. Elles interviennent donc au niveau hépatique (foie) pour augmenter la glycogénolyse et la néoglucogenèse de façon à maintenir une glycémie normale malgré la captation par les muscles. Les hormones interviennent également au niveau de la lipolyse (cellules adipeuses) pour augmenter l'utilisation des acides gras libres et leur utilisation.

A • INSULINE, GLUCAGON ET EXERCICE PHYSIQUE

Comme nous l'avons vu, l'insuline agit sur deux organes cibles : le foie et les muscles. Elle inhibe la dégradation du glycogène en glucose (glycogénolyse) et active la glycogénogenèse. Son action s'oppose à celle du glucagon, une autre hormone hyperglycémiante.

À l'exercice, le taux d'insuline sanguin diminue pour augmenter la glycolyse. Le taux de glucagon se trouve à l'inverse augmenté. Ces deux hormones permettent de réguler la glycémie à l'exercice en concordance avec une alimentation équilibrée.

GLANDE ENDOCRINE	HORMONE	ORGANES CIBLES	FONCTIONS
Pancréas	Insuline	Foie Muscle Tissu adipeux	↘ Glucose sanguin ↗ Utilisation du glucose ↗ Synthèse des graisses
Pancréas	Glucagon	Foie Muscle tissu adipeux	↗ Glycémie Accélère la dégradation des graisses et des protéines

Tableau 4 Rôles de l'insuline et du glucagon à l'exercice.

B • LES HORMONES SURRÉNALIENNES ET L'EXERCICE PHYSIQUE

Ce sont des glandes situées au-dessus des deux reins et constituées de deux zones nommées : médullosurrénale et corticosurrénale. La médullosurrénale secrète les catécholamines, noradrénaline et adrénaline. La corticosurrénale secrète trois types d'hormones : les minéralocorticoïdes (aldostérone), les glucocorticoïdes (cortisol) et les androgènes.

Ces hormones stimulent la dégradation du glycogène en glucose (glycogénolyse) et augmentent donc le taux de glucose sanguin. Elles augmentent la lipolyse, et par conséquent la libération des acides gras libres à partir des triglycérides. Elles augmentent la fréquence cardiaque et la force de contraction du myocarde, provoquent une broncho-dilatation du poumon et accroissent la consommation d'oxygène.

À l'exercice, elles n'augmentent qu'à partir d'une certaine intensité d'effort : la noradrénaline n'augmente qu'à partir d'un travail équivalent à 50 % de sa consommation maximale d'oxygène ($\dot{V}O_2max$), alors que l'adrénaline augmente pour un travail situé à 75 %.

Ces augmentations sont alors responsables d'une diminution de l'insulinémie et d'une élévation de la glycémie.

GLANDE ENDOCRINE	HORMONE	ORGANES CIBLES	FONCTIONS
Médullosurrénale	Adrénaline	Foie Muscle Tissu adipeux Cœur Poumons	Mobilise le glycogène ↗ Débit sanguin musculaire ↗ Fréquence cardiaque ↗ $\dot{V}O_2max$
	Noradrénaline		↗ Pression artérielle
Corticosurrénale	Glucocorticoïdes (cortisol)	Foie Muscle Tissu adipeux	Contrôle des 3 métabolismes : protéique, glucidique et lipidique Action anti-inflammatoire
	Minéralocorticoïdes (aldostérone)	Reins	↗ Rétention du sodium (Na+)
	Androgènes et œstrogènes	Ovaires Testicules Glandes mammaires	Stimulation des caractères sexuels

Tableau 5 Rôles de la médullosurrénale et de la corticosurrénale à l'exercice.

3

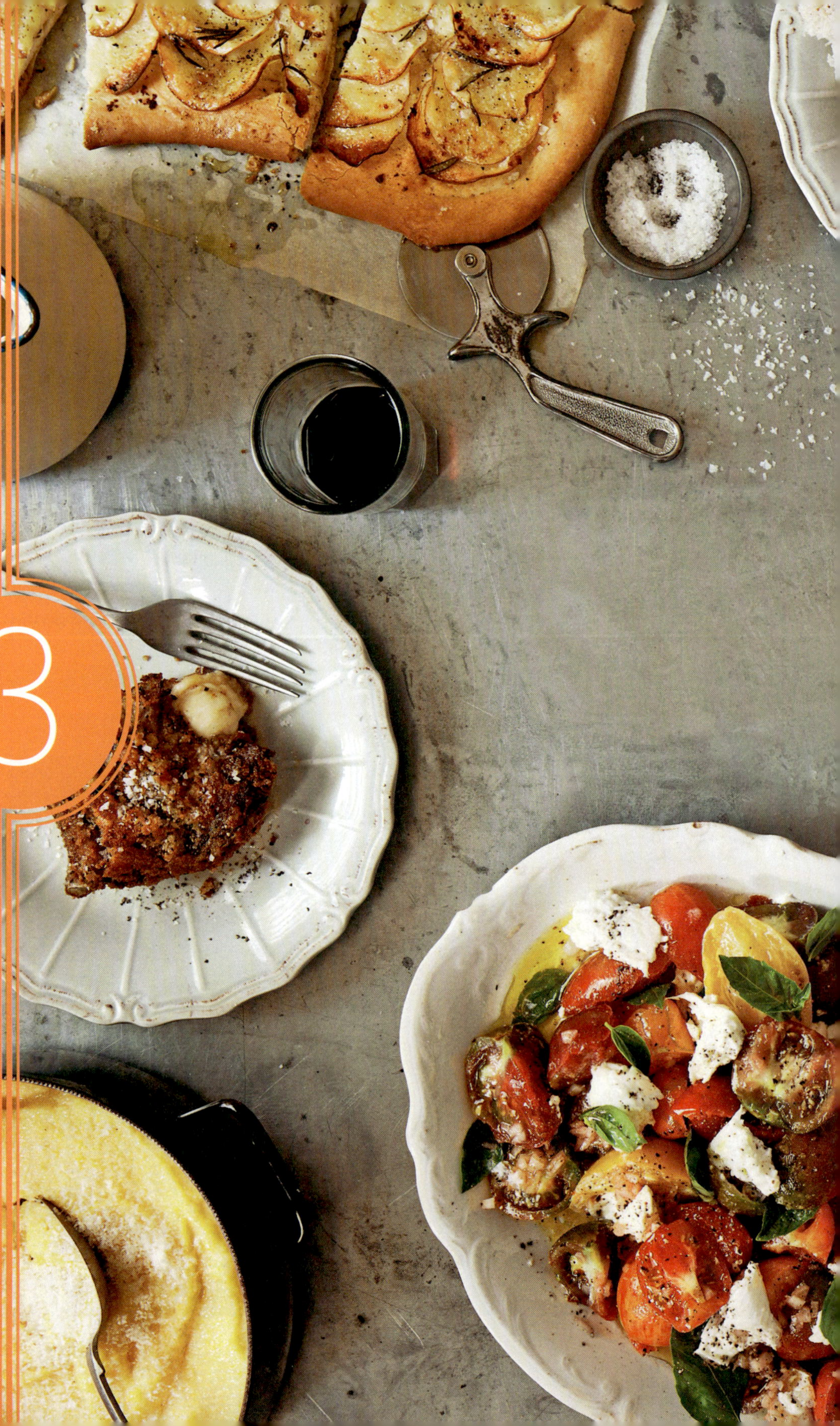

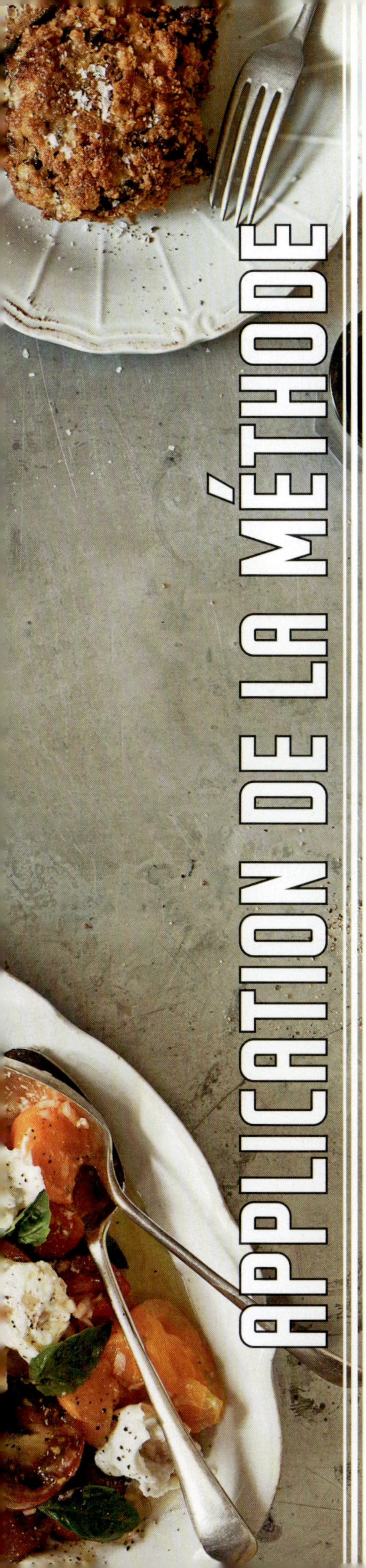

I • La démarche

Que vous ayez une ambition de sportif ou non, la mienne est d'être votre partenaire dans chacun de vos défis, de vous apporter mon expérience pour vous aider à choisir les formules les plus adaptées et vous accompagner dans vos challenges.

Performer c'est bien, mais gagner c'est mieux, et pour cela il faut tirer un maximum de bénéfice de l'alimentation.

Rééquilibrer son alimentation, c'est donc avoir la quantité de protéines, glucides et lipides adaptée à la pratique régulière d'un sport ou à chacune de vos activités ; c'est absorber de tout avec des quantités individualisées. Absorber de tout ne veut pas dire n'importe quoi, mais varier les aliments, sans frustration, les adapter tout en tenant compte de la notion de plaisir.

L'importance de l'apport du carburant avant, pendant et après l'effort, en terme de performance est primordiale.

Les notions essentielles, au quotidien, de santé, personnalisation et performance passent par une alimentation variée, simple et équilibrée, afin d'apporter à l'organisme tout ce dont il a besoin à un moment précis.

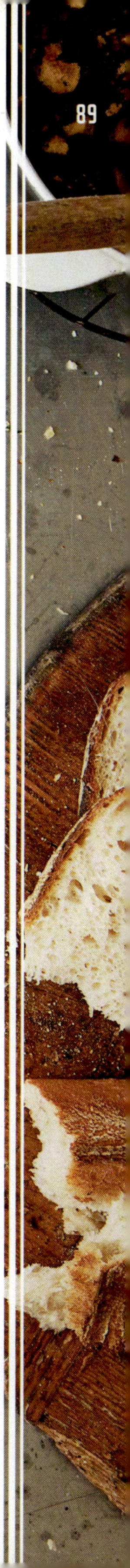

L'intérêt de la réflexion sur la récupération, l'élaboration de protocoles spécifiques, la mise en place d'une perte de poids, la préparation d'un objectif à une date donnée, certains facteurs de la nutrition comme le végétalisme, le ramadan, le sportif diabétique, sont à prendre en compte. Nous ne pouvons pas nous cantonner à une seule règle alimentaire appliquée à n'importe quel joueur et n'importe quelle activité sportive.

Chaque sportif, chaque personne est différente de par son patrimoine génétique, de par son morphotype, de par ses objectifs et ses activités quotidiennes, donc chaque prise en charge sera différente.

Les conseils sont généralistes et peuvent être complétés par une prise en charge individuelle regroupant l'entretien, le bilan biologique, les examens réalisés en laboratoire…

Chaque individu quel que soit son niveau est soumis à des facteurs de stress permanents, qu'ils soient mentaux ou physiques. Le rééquilibrage alimentaire du sportif et du non sportif doit se faire en lien permanent avec la notion de plaisir et de satisfaction.

J'ai partagé et je partage aujourd'hui une partie de ma vie professionnelle avec celle de certains athlètes de haut niveau dans différentes disciplines sportives. J'ai été surprise de voir, principalement dans les sports à catégories de poids, les dégâts occasionnés par des régimes draconiens. Moi-même, athlète de haut niveau en force athlétique, j'ai connu et subi cela à mes débuts, une fois dans ma vie... Je me suis promis de ne plus jamais commettre cette erreur.

La stratégie pour perdre du poids doit être progressive et maîtrisée. Pas de suppression totale d'aliments. Trop de blessures, coups de pompe sont en relation avec une nutrition peu performante au quotidien ou/et avant, pendant et après l'effort.

Il faut donc alerter le sportif sur la nécessité de rééquilibrer son alimentation afin d'optimiser ses performances, reculer le seuil de fatigue et conserver dans toute sa préparation sportive ou extra-sportive un intérêt gustatif sans frustration.

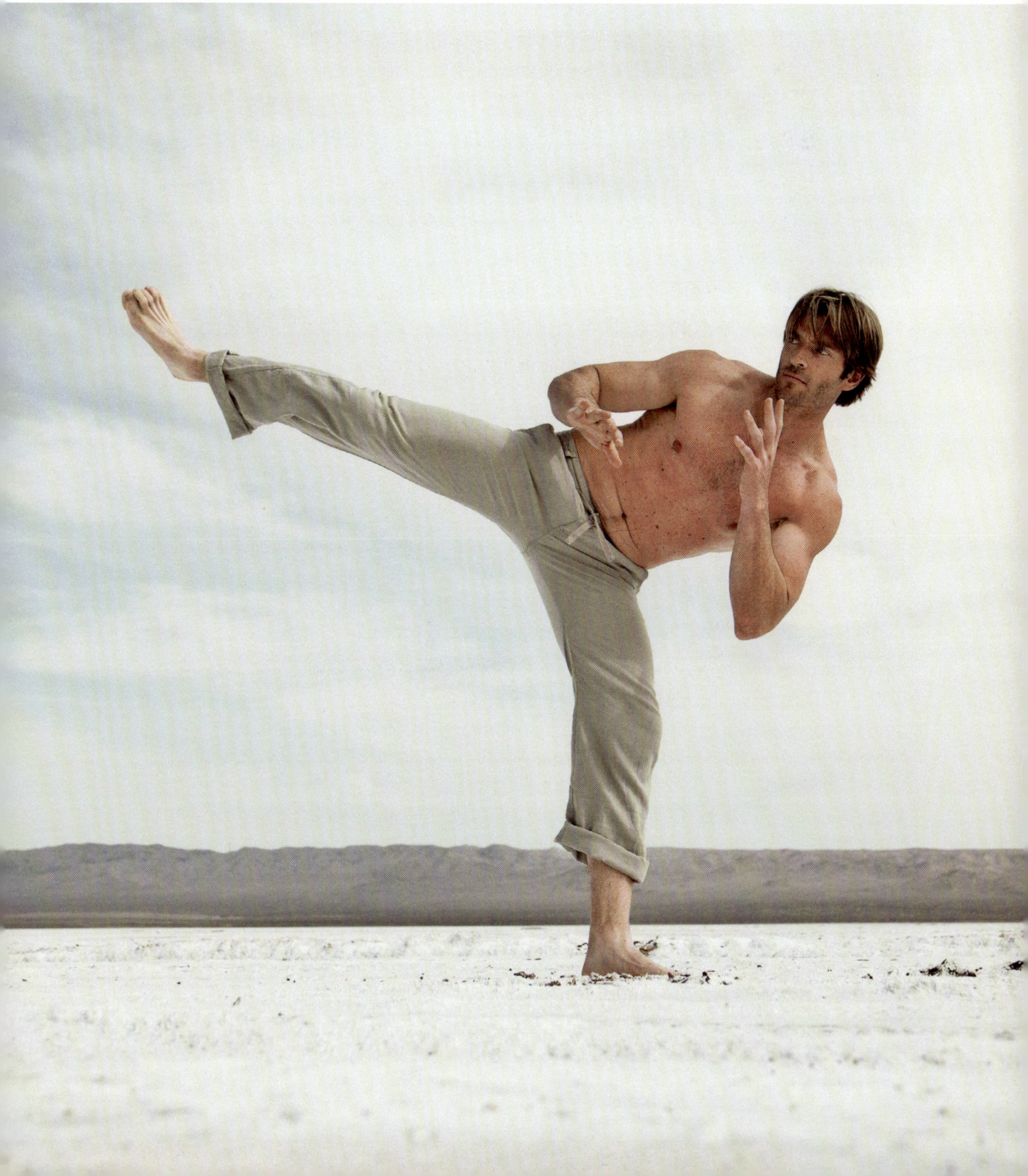

II • LE BILAN PSYCHOLOGIQUE

Apprenez à vous connaître et adaptez les bons aliments en fonction de votre comportement psychologique.

ANXIÉTÉ ET STRESS (Hamilton) *Pour chaque ligne, notez dans la colonne de droite :* *"0" si pas du tout, "1" si modéré, "2" si moyen, "3" si marqué, "4" si maximal.*	
Humeur anxieuse : Inquiétude - Attente du pire - Appréhension (anticipation avec peur) - Irritabilité	
Tension : Sensations de tension - Fatigabilité - Impossibilité à se détendre - Réaction de sursaut - Pleurs faciles - Tremblements - Sensation d'être incapable de rester en place	
Peurs : Du noir - Des inconnus - D'être abandonné - Des gros animaux - De la circulation - De la foule	
Insomnie : Difficultés d'endormissement - Sommeil interrompu - Sommeil non satisfaisant avec fatigue au réveil - Rêves pénibles - Cauchemars - Terreurs nocturnes	
Fonctions intellectuelles (cognitives) : Difficultés de concentration - Mauvaise mémoire	
Humeur dépressive : Perte d'intérêt - Ne prend plus plaisir dans ses loisirs - Dépression - Insomnie du matin - Variations de l'humeur dans la journée	
Symptômes musculaires : Douleurs et courbatures - Raideurs musculaires - Sursauts musculaires - Secousses cloniques - Grincements des dents - Voix mal assurée, tendinites	
Symptômes sensoriels : Bourdonnements - Vision brouillée - Bouffées de chaleur - Sueurs froides - Sensations de faiblesse - Sensations de picotements	
Symptômes cardio-vasculaires : Tachycardie - Palpitations - Douleurs dans la poitrine - Battements des vaisseaux - Sensations syncopales - Extrasystoles	
Symptômes respiratoires : Poids sur la poitrine ou sensation de constriction - Sensation d'étouffement - Soupirs – Essoufflement au repos	
Symptômes gastro-intestinaux : Difficultés pour avaler, troubles de la digestion, douleurs avant ou après les repas, brûlures gastriques ou thoraciques, ballonnements, nausées, vomissements, creux à l'estomac, "coliques", borborygmes incessants, diarrhée	
Symptômes génito-urinaires : Aménorrhée - Ménorragies - Apparition d'une frigidité - Mictions fréquentes - Urgence de la miction - Éjaculation précoce - Absence d'érection - Impuissance	
Symptômes nerveux : Bouche sèche - Accès de rougeur - Pâleur - Sueurs - Vertiges - Migraines	
Comportement : Tendu, mal à l'aise - Agitation nerveuse des mains, des doigts, tics, serre son mouchoir - Instabilité : va-et-vient - Tremblement - Front plissé - Tension du visage ou des muscles - Déglutition de salive, bouche sèche, Tremblements - Dilatation pupillaire	

A • LES ALIMENTS CONTRE L'ANXIÉTÉ / LE STRESS /LA DÉPRESSION

Certains aliments permettent de lutter contre les troubles de l'anxiété ainsi que le stress grâce à leur composition et en particulier grâce à certains nutriments agissant sur certaines hormones responsables de cet état.

ALIMENTS	FONCTIONS	
Poissons gras riches en oméga 3 : saumon, sardine, maquereau, hareng, thon, espadon, anguille, lamproie, turbot, foie de morue, congre, milandre, rouget, truite de mer, anchois	↘ cytokines Membranes neuronales plus fluides et échanges facilités	
Graines oléagineuses : amandes, noisettes, noix	Riches en zinc, fer et acides gras ↘ fatigue cérébrale	
Aliments complets : pain, pâtes, riz	Riches en magnésium et tryptophane ; se transforment en sérotonine, hormone du bien-être	
Thé vert	Riche en théanine, acide aminé connu pour son effet apaisant	(au moins 5 tasses /jour)
Les algues	Riches en magnésium et tryptophane ; se transforment en sérotonine, hormone du bien-être	
Les œufs	Riches en vitamine B et en choline	
Le chocolat	↘ le cortisol, hormone du stress	

B • LES ALIMENTS CONTRE L'INSOMNIE

Évitez de consommer au dîner des aliments présentant un taux élevé de sucre tels que les sodas, le pain blanc, les gâteaux, et privilégiez les légumes.

ALIMENTS	FONCTIONS
Poissons gras riches en oméga 3 : saumon	↗ sérotonine et mélatonine
Banane	Contient de la vitamine B6 et du magnésium et ↗ sérotonine
Les dattes	Riches en tryptophane ; favorise l'endormissement
Graines de lin	↘ anxiété et favorise l'endormissement grâce aux oméga 3
Le lait	Contient des dérivés du tryptophane ; régule le sommeil
Fruit de la passion	Riche en vitamine B et en flavonoïde ; agit sur le système nerveux central, a un effet calmant
Les œufs	Riches en vitamine B12, stimulent la mélatonine et donc l'endormissement
La laitue sauvage	Contient des lactucopicrines et de la lactucine qui ont un effet hypnotique
Pois chiche	Riche en vitamine B6, et précurseur de la mélatonine
Poivrons jaune et vert	Contient de la mélatonine

C • LES ALIMENTS FAVORISANT LES FONCTIONS INTELLECTUELLES

ALIMENTS	FONCTIONS
Poissons gras riches en oméga 3 : saumon	↗ fonction neuronale
Graines oléagineuses et fruits secs	Riches en zinc ↗ mémoire et attention
Les abats	Riche en fer, transporte l'oxygène au cerveau ↗ mémorisation et concentration
Graines de lin	↘ anxiété et favorise l'endormissement grâce aux oméga 3

D • LES ALIMENTS CONTRE LES SYMPTÔMES MUSCULAIRES

Certains aliments permettent de lutter contre certains troubles musculaires : il s'agit ici d'éléments de prévention qui doivent être associés avec de multiples facteurs (entraînement, sommeil, stress...).

SYMPTÔME	ALIMENTS	FONCTIONS DES ALIMENTS
Tendinite	Acides gras polyinsaturés : huile de noix, de colza, de pépins de raisin	Action anti-inflammatoire 2 fois/semaine minimum L'huile ne doit pas être cuite
Après entraînement	Aliments alcalins : fruits, poisson, viande blanche, légumes verts, légumineuses, laitage	Luttent contre l'acidité Éviter : abricot, asperges, choux de Bruxelles, cresson, rhubarbe, tomate, oignon
Boisson	Eau plate et gazeuse	Privilégier boissons à Ph neutre
Aliments à éviter pour les personnes sujettes aux tendinites : alcool, café, abricots, prunes, viande rouge, asperges, choux de Bruxelles, cresson, tomate, oignon, viandes grasses, fromage, charcuterie, moutarde, noix de cajou, cacahuète, noix, bonbons, miel, boissons sucrées, sucre, Perrier.		
Crampe	Fruits de mer, céréales complètes, amandes	Riches en magnésium
	Légumineuses, pommes de terre, épinards	Riches en potassium
Boisson	Eau, jus de fruits	Éviter café et alcool
Astuce : une tasse d'eau chaude au coucher avec une cuillerée à soupe de miel et de vinaigre de cidre		
Claquage, élongation	Fruits de mer, céréales complètes, amandes	Riches en magnésium
	Légumineuses, pommes de terre, épinards	Riches en potassium
Boisson	Eau, jus de fruits	
Aliments à éviter : viande, aliments frits, alcool, produits laitiers, café		

E • LES ALIMENTS CONTRE LES SYMPTÔMES CARDIO-VASCULAIRES : TRIGLYCÉRIDES/CHOLESTÉROL/ TACHYCARDIE/HYPERKALIÉMIE

Les graisses, et en particulier les triglycérides, sont transportées dans le sang par cinq types de lipoprotéines fabriquées, en partie, à partir des acides gras consommés. En contrôlant la quantité et la qualité de ces acides gras, il est possible de réduire la production de ces lipoprotéines. Par conséquent, le taux sanguin de triglycérides peut diminuer. Il faut donc restreindre la consommation de lipides au quotidien, pas plus, pas moins, et consommer la quantité nécessaire propre à vos objectifs et à votre organisme.

SYMPTÔMES	ALIMENTS	CONSEILS
Triglycérides/ cholestérol	Favoriser : avoine, légumes, fruits, légumineuses	Éviter : les produits raffinés
Hyperkaliémie	Favoriser les aliments pauvres en potassium : olive, tofu, gruyère, framboise, poire, ananas, pain, rhubarbe, pastèque, haricot vert	Éviter : café et lait en poudre, épices, fruits secs, lardons, bouillons de légumes, jambon cru, charcuterie, pommes de terre, banane

F • LES SYMPTÔMES GASTRO-INTESTINAUX

SYMPTÔMES	ALIMENTS À ÉVITER	CONSEILS
Brûlure gastrique	Éviter les boissons gazeuses, aliments gras, viennoiseries, alcool	Privilégier : poissons, viandes blanches, œufs, légumineuses, féculents
Diarrhée	Éviter les aliments gras, sucrés, les légumes crus	Privilégier : légumes cuits pelés, riz blanc, eau à température ambiante
Constipation	↗ les aliments riches en fibres : lentilles, pois chiches, fèves, betterave, épinards, céleri, fenouil, son de blé, prune, fruit de la passion, goyave, kiwi, groseille, raisin, framboise	
Nausées	Privilégier : gingembre et menthe poivrée	

III • Le formulaire alimentaire

Remplissez le document ci-joint sur 7 jours afin d'avoir l'ensemble des aliments réellement absorbés : n'ayez pas peur de vos écrits ; ne modifiez surtout pas votre semaine type ; inscrivez précisément et avec franchise les quantités absorbées.

La précision de ces éléments vous permettra de réaliser un plan alimentaire parfaitement adapté à votre organisme.

PETIT DÉJEUNER		
ALIMENTS	QUANTITÉ	MARQUE

EN-CAS OU AUTRE - MATINÉE		
ALIMENTS	QUANTITÉ	MARQUE

DÉJEUNER		
ALIMENTS	QUANTITÉ	MARQUE

EN-CAS OU AUTRE - APRÈS-MIDI		
ALIMENTS	QUANTITÉ	MARQUE

DÎNER		
ALIMENTS	QUANTITÉ	MARQUE

Une fois le formulaire rempli sur sept jours, faites votre moyenne calorique, puis la moyenne de chaque substrat : protéines, glucides, lipides.

	PROTÉINES (g)	GLUCIDES (g)	LIPIDES (g)	CALORIES (kcal)
JOUR 1				
JOUR 2				
JOUR 3				
JOUR 4				
JOUR 5				
JOUR 6				
JOUR 7				
MOYENNE GÉNÉRALE				

Reportez-vous aux annexes afin de pouvoir calculer facilement la composition de vos repas (annexes : répertoire alimentaire).

Ces moyennes vous permettront d'apprécier la quantité de substrats absorbés.

IV • Calcul théorique du métabolisme de base

Afin de connaître ce dont votre organisme a besoin pour fonctionner correctement au repos, il vous faut déterminer dans un premier temps votre métabolisme de base ; celui-ci correspond à la dépense d'énergie quotidienne permettant à l'organisme de survivre ; en effet, au repos, le corps consomme de l'énergie pour maintenir l'ensemble de ses activités : cœur, respiration, cerveau, digestion, maintien de la température corporelle.

Ce métabolisme est différent pour chaque individu : il dépend de la taille, du poids, de l'âge et de l'activité thyroïdienne, mais également de la température extérieure.

Il se calcule de plusieurs façon : par simple équation théorique (que vous allez pouvoir appliquer) ou bien par des outils plus spécifiques de recherche telle que la calorimétrie.

Le métabolisme basal diminue avec l'âge, d'environ 3 % par décennie à partir de l'âge adulte. Les enfants ont en revanche un métabolisme de base deux fois plus élevé que celui des adultes.

V • Influence de l'alimentation sur le métabolisme de base

Une parenthèse sur l'impact de l'alimentation sur le métabolisme est à souligner : celle ou celui ayant réalisé à plusieurs reprises des régimes alimentaires a inévitablement abaissé son métabolisme de base, mettant l'organisme en mode protecteur.

C'est ce que l'on nomme la thermogenèse adaptative.

Les régimes sont en effet souvent inadaptés puisqu'à la fin de la perte de poids se succèdent une stabilisation puis une reprise du poids, ceci expliquant les effets « yoyo » des régimes.

VI • Influence de l'activité physique sur le métabolisme de base

L'activité physique entraîne une augmentation de ce métabolisme de base et donc une augmentation de l'oxydation des substrats présents au niveau musculaire. La phase de récupération présente après chaque entraînement augmentera également le métabolisme de base.

Parallèlement, l'exercice physique provoquant une augmentation de la masse musculaire, entraînera une augmentation du métabolisme de base. La diminution de la masse musculaire est aussi un des facteurs expliquant la diminution du métabolisme de base avec l'âge.

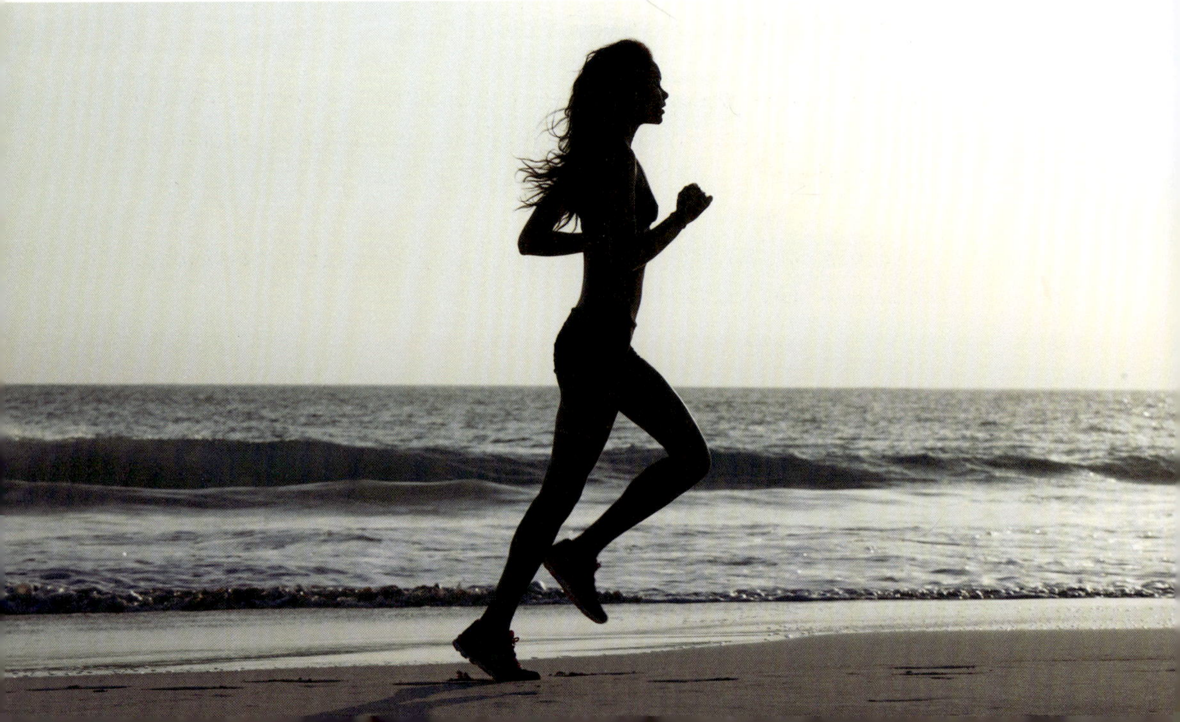

VII • Calcul théorique du métabolisme de base par équation

Équations de HARRIS et BENEDICT :

Métabolisme Basal chez l'homme =
66,5 + (13,75 x poids (en kg)) + (5 x taille (en cm)) – (6,77 x âge)

Métabolisme Basal chez la femme =
655,1 + (9,56 x poids (en kg)) + (1,85 x taille (en cm)) – (4,67 x âge)

Exemple :
Femme, sportive de haut niveau, 154 cm, 48 kg, 36 ans
Le résultat nous indique : 1230.76 kcal

Ce chiffre nous permet donc de dire que cette jeune femme sportive a besoin dans une journée d'un minimum de 1230.76 kcal afin que son organisme puisse fonctionner correctement.

Là-dessus se rajoutera un coefficient d'activité permettant d'avoir la moyenne énergétique totale.

VIII • Calcul théorique du métabolisme de base par calorimétrie

La calorimétrie est un outil de mesure uniquement réalisable en laboratoire et permettant d'apprécier le métabolisme de base du sujet. À la différence de l'équation qui est très facile à appliquer chez vous, cet outil de mesure est plus coûteux en terme d'énergie mais également plus précis puisqu'il se fait par échange gazeux.

Il permet de définir avec précision la quantité de substrats (protéines, glucides, lipides) utilisée par le sujet au repos. Cet outil est très intéressant et très précis. La plupart des athlètes sont soumis à divers facteurs de stress, physiologiques ou psychologiques, dus aux différentes intensités d'entraînement, et leur métabolisme varie régulièrement. Sur l'ensemble des sujets étudiés, la différence calorique par rapport à l'équation de base peut se situer entre 300 kcal pour les femmes et jusqu'à 400 kcal pour les hommes.

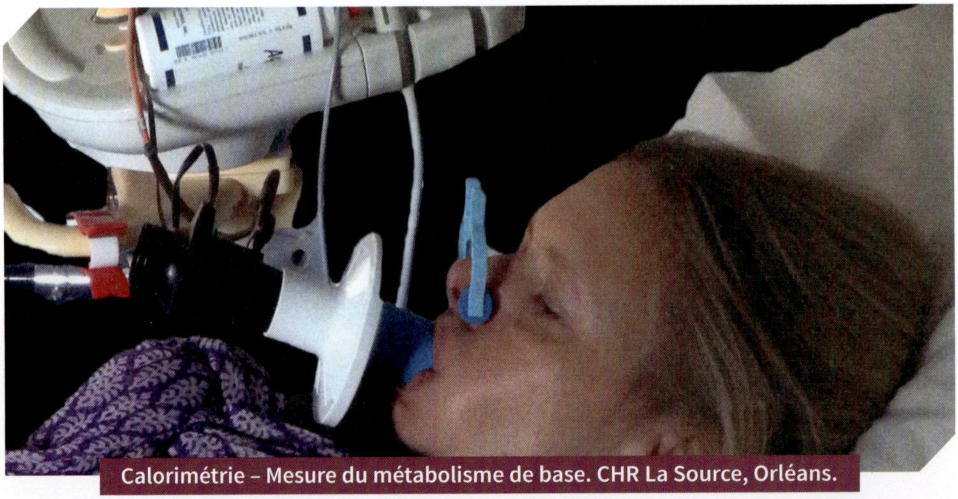

Calorimétrie – Mesure du métabolisme de base. CHR La Source, Orléans.

Moyenne Ergospiro Repos

V'02 (ml/min)	V'C02 (ml/min)	QR
136.34	113.76	0.83

INFO LIMITÉE

Moyenne dépense énergétique au repos

N2ur (g/jour)	npQR	EE (Kcal/day)	EE (.. /.. /kg)
15	0.86	923.30	923.30

Substrat	gramme/jour	Kcal/jour	Pourcent (%)
Hydrate de	65.51	273.83	29.66
Graisse	25.84	244.47	26.48
Protéine	93.75	405.00	43.86
Total	185.10	923.30	100.00

Paramètre	Moyennage	Sd
V'02 (ml/min)	136.34	50.28
V'C02 (ml/min)	113.76	44.97
QR	0.83	-
V'E (L/min)	4.71	1.30

Données brutes en phase de repos

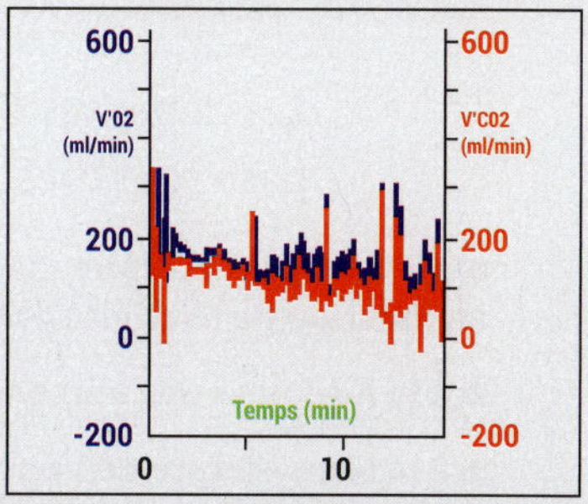

CALCULER FERMER CHOISIR ÉCHELLE

Figure 6 Résultats exprimés en gramme/jour, kcal/jour et pourcentage.

Les résultats ci-dessus correspondent au même exemple de sujet cité en début de paragraphe : femme, sportive de haut niveau, 154 cm, 48 kg, 36 ans.

Le résultat nous indiquait par équation : 1230.76 kcal.

Le résultat nous indique par calorimétrie : 923.38 kcal, soit une différence de 307.38 kcal en moins.

Afin de pallier cette différence, j'applique une équation spécifique adaptative à chaque cas.

IX • Coefficient d'activité

Après avoir calculé votre métabolisme de base, vous appliquerez le coefficient d'activité, c'est-à-dire que vous inclurez dans votre métabolisme de base toutes les dépenses réalisées dans une journée (entraînements, travail, marche, repos, etc.).

Les dépenses en calories qui viennent s'ajouter au métabolisme de base sont liées :

- **au travail musculaire qui peut être très variable en fonction de l'activité physique,**
- **à la digestion des aliments,**
- **à la température de l'environnement (l'exposition prolongée à une température basse augmente les dépenses énergétiques).**

ACTIVITÉ	HOMME	FEMME	INFORMATIONS
Sommeil	55 kcal	45 kcal	
Repos	65 kcal	55 kcal	Allongé ou assis dans un fauteuil
Activité calme	100 kcal	80 kcal	Manger, écrire, taper à l'ordinateur, travail de bureau,
Activité modérée	130 kcal	110 kcal	S'habiller, se laver, repasser, cuisiner, conduire, marcher, travailler en position debout au travail (kiné, masseur)
Activité moyenne	140-300 kcal	120-250 kcal	Nettoyage, jardinage, activité sportive à rythme modéré, travail en position debout avec au moins 6 km de marche/jour (métro, escaliers)
Activité intense	300-500 kcal	250-400 kcal	Monter et descendre les escaliers de façon régulière, déménager, activité sportive à rythme soutenu, travail de bâtiment
Activité très intense	500-1000 kcal	400-800 kcal	Agriculteur, travaux de bâtiments

Tableau 6 Supplément de dépense énergétique par heure.

ACTIVITÉ	CALORIE/HEURE (+/-)
Bowling, billard, musique	50-100 kcal
Golf, marche tranquille, tennis de table	100 kcal
Marche rapide, natation modérée, patinage modéré, Pilates, danse	200 kcal
Jogging, cyclisme modéré, marche en montée, gymnastique active, développé couché	200-300 kcal
Équitation soutenue, fitness, lancers, sauts, natation en loisirs	300-400 kcal
Aviron, basketball, football, volleyball, rugby, escrime, boxe, judo, arts martiaux, haltérophilie, fore athlétique	300-500 kcal
Patinage soutenu, ski alpin, tennis, athlétisme, course demi-fond	600 kcal
Lutte, natation soutenue, water-polo, squash intense	800 kcal
Course à pied intense, marathon, cyclisme intense, ski de fond	900 kcal

Tableau 7 Supplément de dépense énergétique par heure pour chaque activité sportive.

Vous pouvez ainsi calculer votre dépense moyenne soit à l'aide des tableaux ci-dessus, heure par heure, ou bien de façon plus simple en vous référant aux coefficients ci-dessous.

Après avoir analysé votre ou vos journées, faites le calcul de vos dépenses énergétiques.

Reprenons l'exemple cité ci-dessus :

Femme, 154 cm, 48 kg, 36 ans, sportive de haut niveau,
journée type travail + activité intense.
Métabolisme de base : 923.38 kcal

Ces indications vous permettront de choisir le coefficient d'activité le plus adapté à votre journée type :

1 : Aucune activité de la journée : sommeil, repos allongé.

1,2 : Activité très légère = travail sédentaire assis, travail de bureau + marche/activité sportive irrégulière.

1,3 : Activité légère : travail assis + 1 à 2 heures d'activité régulière/semaine.

1,4 : Activité très moyenne = travail sédentaire, déplacements + 2 à 3 heures d'activités sportives régulières/semaine.

1,5 : Activité moyenne = travail sédentaire, déplacements + 3 à 4 heures d'activités sportives régulières/semaine.
1,6 : Activité très modérée = travail en position debout, déplacements, bricolage + activité sportive régulière (au moins 2-3 heures /semaine).
1,7 : Activité modérée = travail en position debout, déplacements, bricolage + activité sportive régulière (au moins 3-4 heures).
1,8 : Activité importante = travail physique avec beaucoup de déplacements, manutention, travail en extérieur + activité sportive régulière (au moins 2-3 heures).
1,9 : Activité très importante = travail physique avec beaucoup de déplacements, manutention, travail en extérieur + activité sportive régulière (au moins 3-4 heures).
2 : Activité intense = travaux de force, bâtiment, terrassement + activité sportive régulière (au moins 2-3 heures)/ ou sportif de haut niveau.

Résultat :
923.38 x 2 = 1846.76 kcal

Il faut donc à cette femme sportive **1846.76 kcal par jour.**

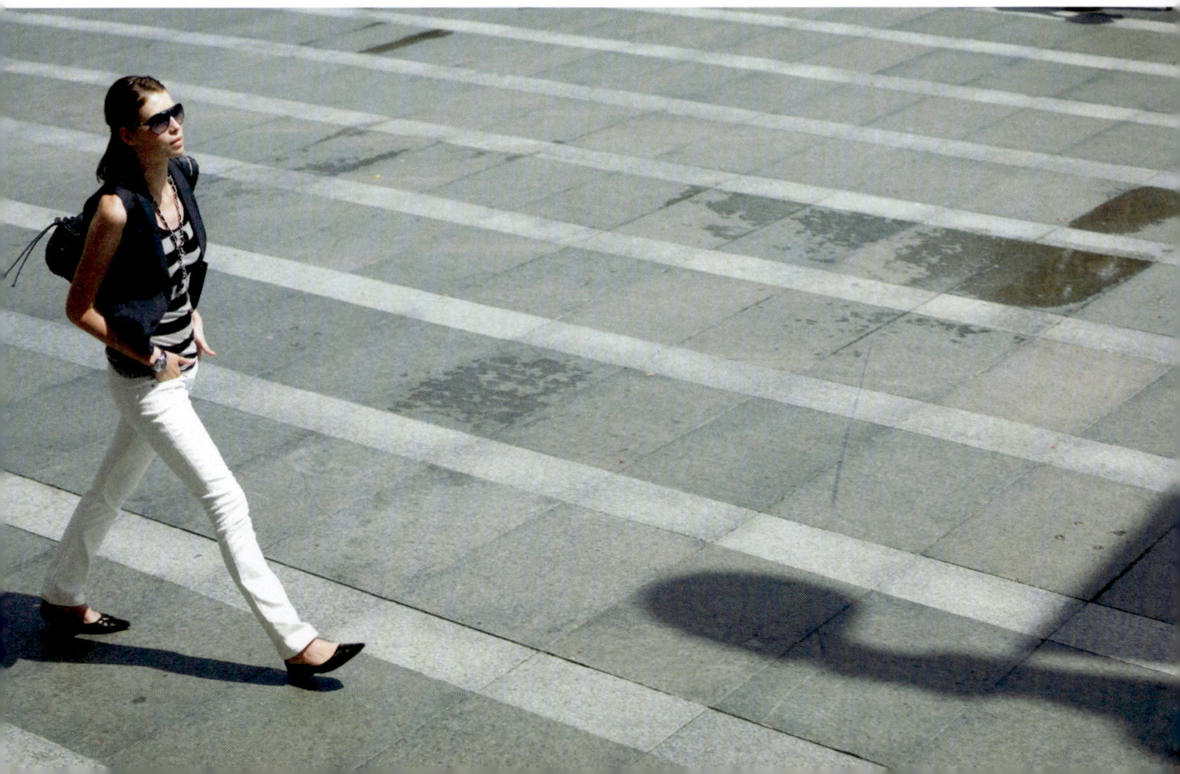

X • Répartition des substrats énergétiques

Rappelons que les substrats énergétiques correspondent aux protéines, glucides et lipides.

- **1 g de protéine = 4 kcal**
- **1 g de glucide = 4 kcal**
- **1 g de lipide = 9 kcal**
- **1 g d'alcool = 7 kcal**

Afin de pouvoir équilibrer le total calorique de notre exemple, procédons de la manière suivante :

Quelle quantité de protéines doit-elle absorber ?
C'est une femme sportive de haut niveau pratiquant la force athlétique.
L'objectif recherché est donc la prise de masse musculaire et l'augmentation de la force maximale :
il lui faut donc 2 à 2.3 g maximum de protéines par kg/poids de corps, soit 48 kg x 2 = **96 g = 384 kcal** (96 g x 4 (1 g de protéine = 4 kcal))

Quelle quantité de lipides doit-elle absorber ?
Les lipides ne doivent pas être négligés ; plus votre besoin calorique total est important et plus l'apport lipidique le sera également : comptez 1 g de lipides par kg/poids de corps et pas plus de 1.5 g pour un athlète confirmé.
48 x 1.5 = 72 g = 648 kcal (72 g x 9 (1 g de lipides = 9 kcal))

Quelle quantité de glucides doit-elle absorber ?
Additionnez le total protéique et lipidique et déduisez-le du total calorique, vous obtiendrez alors le résultat en calories et diviserez par quatre pour obtenir la quantité en grammes ;
384 kcal (protéines) + 648 kcal (lipides) =1032 kcal
1846.76 -1032 = **814.76** kcal/4 (1 g de glucide = 4 kcal) = **203.69 g**

En résumé notre sportive aurait donc besoin de :

- **Protéines : 96 g soit 384 kcal**
- **Lipides : 72 g soit 648 kcal**
- **Glucides : 203.69 g soit 814.76 kcal**

Cependant il ne nous suffit pas d'appliquer simplement les résultats trouvés, mais d'avoir une analyse en fonction du bilan alimentaire réalisé sur sept jours, et de rééquilibrer les substrats énergétiques en fonction de ce bilan et de l'objectif. Sur l'exemple cité ci-dessus, cette répartition lui permettrait de **maintenir** le poids de départ, soit 48 kg.

- **Les taux de protéines et lipides devront être les mêmes que la théorie ;**
- **le taux de glucides devra être conservé en tenant compte des fluctuations hormonales.**

Si le taux de glucides de notre sportive est en pratique plus haut, ramenez-le à la théorie ou maintenez-le en fonction de ses activités sportives ou extrasportives.

Si le taux de notre sportive s'avère plus bas sur le formulaire alimentaire de 50 % par exemple, conservez alors ce taux bas pour l'augmenter progressivement à valeur théorique au bout de 8 semaines (car risque de prise de poids et non de maintien si le taux de glucides est ramené immédiatement à la valeur théorique).

XI • Exemple concret et complet

A • PREMIER CAS : ALIMENTATION ABSORBÉE EN DESSOUS DES VALEURS THÉORIQUES

Voici le bilan du questionnaire alimentaire d'une jeune femme de 40 ans, ancienne sportive de haut niveau de course à pied et pratiquant toujours l'activité renforcement musculaire et course ;
Taille : 164 m ; Poids : 64 kg ; Objectif : 58 kg

	PROTÉINE (g)	GLUCIDE (g)	LIPIDE (g)	CALORIES (kcal)
JOUR 1	88.74	101.44	43.70	992.90
JOUR 2	60	66.65	36	870.90
JOUR 3	51.50	74.05	29.1	874.20
JOUR 4	48.30	68.35	27.45	914.80
JOUR 5	86.40	114.85	27.7	1237.90
MOYENNE DE VOS REPAS	66.98	85.06	32.79	978.14

Tableau 8 Formulaire alimentaire redonné.

Analyse théorique de ses besoins énergétiques quotidiens (métabolisme de base+ coefficient d'activité) :
Métabolisme de base (kcal) : 1339.77 + Coefficient d'activité = travail en position debout + activité physique déplacements = 2009.65 kcal.
Besoins quotidiens en protéines/kg de poids de corps : 88.62 g soit 354.48 kcal.

Besoins quotidiens en lipides/kg de poids de corps : 63 g soit 567 kcal.
Besoins quotidiens en glucides/kg de poids de corps : 272.04 g soit 1088.17 kcal.

Le résultat théorique est calculé à partir de son poids actuel (64 kg) et permet d'apprécier la quantité de substrats énergétiques nécessaires pour conserver ce poids, tout en équilibrant les protéines, glucides et lipides.

Selon son objectif, les besoins doivent être reformulés à partir du poids voulu, soit 58 kg (attention : si votre sujet veut perdre plus de 10 kg, reformulez l'équation tous les 5 kg).

Métabolisme de base (kcal) : 1288 + Coefficient d'activité = travail en position debout + activité physique, déplacements = 1932.22 kcal.
Besoins quotidiens en protéines/kg de poids de corps : 87 g soit 348 kcal.
Besoins quotidiens en lipides/kg de poids de corps : 58 g soit 522 kcal.
Besoins quotidiens en glucides/kg de poids de corps : 265.55 g soit 1062.22 kcal.

Ce résultat nous permet donc d'apprécier la répartition correcte des substrats compte tenu de l'objectif de notre sportive.
Cependant, en observant et comparant les deux moyennes, théorique et pratique :

	PROTÉINES (g)	GLUCIDES (g)	LIPIDES (g)	CALORIES (kcal)
MOYENNE DES REPAS	66.98	85.06	32.79	978.14
MOYENNE THÉORIQUE	87	265.55	58	1932.22

Il apparaît que le sujet ci-dessus absorbe entre 870.90 et 1237.90 kcal, soit une moyenne de 978.14 kcal par jour, alors que ce sujet devrait être à un minimum de 1339.77 kcal (métabolisme de base), activité minimale nécessaire afin de faire fonctionner correctement son organisme.

Ainsi, l'objectif ici sera de rééquilibrer dans un premier temps la quantité des substrats énergétiques en s'appuyant sur sa propre moyenne calorique actuelle et en répartissant les aliments selon les fluctuations hormonales.

→ PREMIÈRE ÉTAPE :

Ramener sa valeur protéique à la norme : de 66 g à 87 g.
But : l'apport des protéines permettra d'harmoniser sa masse musculaire et d'augmenter sa dépense énergétique.

Garder dans un premier temps la même quantité de glucides afin de ne pas lui faire prendre du poids : 85 g.
But : utiliser ces glucides à bon escient de façon à avoir un apport énergétique satisfaisant au moment voulu et éviter le stockage de ces derniers.
En tenant compte des fluctuations hormonales il sera possible dans les semaines qui suivent d'augmenter progressivement (au-delà de 4 semaines) le taux. (Variable selon les individus).

Ramener à la norme le taux lipidique : 32 g pour 58 g.
But : avoir un taux lipidique normal en adéquation avec son gabarit de façon à réparer les membranes cellulaires (constituées d'une couche phospholipidique) et ainsi faire fonctionner dans son ensemble le système hormonal.

→ DEUXIÈME ÉTAPE :

Absorber les bons aliments aux bonnes heures en tenant compte des fluctuations hormonales :
Petit déjeuner : absorber des glucides complexes et des graisses

saturées qui vont assurer un apport d'énergie permettant d'être efficace toute la matinée, sans coup de pompe en fin de matinée, et ce, grâce au pic de cortisol qui est déclenché le matin. Ces graisses absorbées dans l'heure qui suit le lever vont permettre de métaboliser ces molécules et seront utilisées pendant la nuit suivante pour constituer/réparer les parois cellulaires.

Collation dans la matinée : prendre une collation en milieu ou fin de matinée à base de protéines et/ou de sucres lents (les enzymes propres au sucre commençant à être stimulées).

Lors du déjeuner : un deuxième pic de cortisol apparaît. Il déclenche le retour de l'appétit : deux enzymes vont permettre d'assurer l'assimilation des protéines et des glucides : les protéases et les amylases ; variez les aliments et faites-vous plaisir.

Vers 16-17 h : le pic de cortisol est beaucoup plus modeste et correspond en fait à la dépense d'énergie des organes, occupés depuis le matin à métaboliser les aliments. C'est le moment de se faire plaisir avec des acides gras polyinsaturés et de limiter la fatigue avec les sucres rapides qui seront très facilement utilisés et agréables.

Collation avant entraînement : mélanger glucides + protéines (45 minutes avant).

Collation après entraînement : mélanger glucides rapides + protéines ; essayer d'absorber cette collation rapidement après l'entraînement (idéal : dans les 20 minutes qui suivent) afin de réparer la masse musculaire qui a été endommagée par l'entraînement et pouvoir resynthétiser le glycogène (sucre de réserve) permettant d'avoir suffisamment d'énergie pour la suite des entraînements.

Au dîner : privilégier les aliments très faciles à assimiler afin d'avoir un sommeil réparateur. Tout excès alimentaire ne sera pas utilisé mais stocké.

Exemple type d'une semaine de l'athlète (début du programme) :

	CALCIUM (mg)	PROTÉINES (g)	GLUCIDES (g)	LIPIDES (g)	CALORIES (kcal)
PETIT DÉJEUNER					
Pain complet 50 g	24	4	25	0.60	115
Œuf au plat 100 g	53	13	12	0.60	162
Margarine 55 % Fruit d'or 10 g	15	0	0.02	0.60	49.60
Jambon blanc 50 g	15	3.50	10	0.50	68
COLLATION					
Fromage blanc 0 %	188	8	3.50	0	50
Fruit/Banane	126	1.40	10/20	0.50	90
DÉJEUNER					
Viande blanche 100 g (minimum)	17	21	1	1.50	102
Féculent 100 g	10	2	20	0	90
Huile 1 cs	Fixateur vit D	0	0	9.20	82.80
COLLATION					
Graines oléagineuses ou 30 g de chocolat noir	226	7.50	0	32.50	322.50
Fruits secs ou jus de fruits	100	0.40	12.50	0	55
DÎNER					
Poisson 150 g (minimum)	70	22	0	1.50	100
Légumes (cuits) 100 g	20	3.20	3	0.20	26
Eau (Contrex, Talians, Hepar, Salvetat) 3 coupes de champagne (hors repas libre)	450	-	-	-	-
TOTAL MOYENNE	1 314 mg	86 g	97/ 107.02 g	48 g	1 230.10 à 1 312.90

NB : il s'agit d'une semaine type qui a été remaniée toutes les 4 semaines en augmentant progressivement les glucides de façon à être aujourd'hui au poids voulu. Chaque semaine, cette athlète avait droit à un repas libre qu'elle utilisait comme elle voulait (entrée, plat, dessert, vin).

B • DEUXIÈME CAS : ALIMENTATION ABSORBÉE AU-DESSUS DES VALEURS THÉORIQUES

Voici le bilan du formulaire alimentaire d'un homme de 40 ans sportif (cycliste) non compétiteur désirant perdre 6 kg.
Taille : 179 cm ; Poids : 79 kg ; Objectif : 73 kg.

Les valeurs théoriques concernant son métabolisme de base ainsi que sa dépense énergétique quotidienne sont les suivantes :
Métabolisme de base (kcal) : 1770.82 + Coefficient d'activité = 2479.15 kcal.
Besoins quotidiens en protéines/kg de poids de corps : 158 g soit 632.
Besoins quotidiens en lipides/kg de poids de corps : 79 g soit 711kcal.
Besoins quotidiens en glucides/kg de poids de corps : 284.03 g soit 1136.15kcal.

Selon son objectif, ses besoins sont de :
Métabolisme de base (kcal) : 1672.13 + Coefficient d'activité = 2340.98 kcal.
Besoins quotidiens en protéines/kg de poids de corps : 146 g soit 584 kcal.
Besoins quotidiens en lipides/kg de poids de corps : 73 g soit 657 kcal.
Besoins quotidiens en glucides/kg de poids de corps : 274.99 g soit 1099.98 kcal.

	PROTÉINES (g)	GLUCIDES (g)	LIPIDES (g)	CALORIES (kcal)
MOYENNE DES REPAS	114.68	353.88	154.10	2 927.20
MOYENNE THÉORIQUE	146	274.99	73	2 340.98

Les étapes seront donc les suivantes :
Ramener sa valeur protéique à la norme : de 114.68 g à 146 g.
But : l'apport des protéines permettra d'harmoniser sa masse musculaire et d'augmenter sa dépense énergétique.

Diminuer la quantité de glucides à la valeur théorique : 353.88 g à 274.99 g.

But : utiliser ces glucides à bon escient de façon à avoir un apport énergétique satisfaisant au moment voulu.

Le retour à la valeur normale permettra d'éviter le stockage des glucides sous forme de graisse qui étaient absorbés en quantité trop importante.

Ramener à la norme le taux lipidique : 154.10 g pour 73 g.

But : avoir un taux lipidique normal en adéquation avec son gabarit de façon à réparer les membranes cellulaires (constituées d'une couche phospholipidique) et ainsi faire fonctionner dans son ensemble le système hormonal.

Le retour à la norme du taux lipidique permettra d'éviter l'accumulation de triglycérides mais aussi de diminuer (quand il y a) ou d'éviter l'apparition du cholestérol, néfaste à la santé, et en particulier au système cardio-vasculaire.

Adapter une alimentation sans contrainte et toujours en tenant compte des stimulations hormonales.

	CALCIUM (mg)	PROTÉINES (g)	GLUCIDES (g)	LIPIDES (g)	CALORIES (kcal)
Petit déjeuner					
Pain 80-100 g	220	8.50	59	2	285
Fromage blanc 3.5/20 %	188	8	3.50	0	50
Margarine 55 % Fruit d'or 12.5 g	15	0	0.02	0.60	49.60
70-100 g Jambon blanc ou 2 œufs ou 60 g fromage	15	18	0.60	6	134
Collation					
Fromage blanc	188	8	3.50	0	50
Banane ou autre fruit	126	1.40	20	0.50	90

	CALCIUM (mg)	PROTÉINES (g)	GLUCIDES (g)	LIPIDES (g)	CALORIES (kcal)
Déjeuner					
Viande blanche 180 g (minimum)	34	42	2.6	3	204
Féculents (cuit) 100 g / 200 g Riz ou pâtes	20	5-12	51-70	0.7-2.5	230-351
Un yaourt aux fruits ou 100 g de fromage blanc	162	4	24.50	3.38	143.75
Huile 2 cs	Fixateur vit D	0	0	18.40	165.60
Collation					
50 g Barre de céréales (2)	232	2.75	36.80	3.35	188.5
Fruits secs ou jus de fruits ou fruits	100	0.40	12.50	0	55
Dîner					
Poisson 180 g (minimum)	70-140	22-44	0	3	200
Légumes 100-200 g minimum	20	3.20	3	0.20	26
Huile 2 cs	Fixateur vit D	0	0	18.40	82.80
Fromage blanc 0 %	188	8	3.50	0	50
Eau (Contrex, Talians, Hepar, Salvetat) Vin : 6 verres/sem (hors repas libre)	450 -	-	-	-	- 480
TOTAL Moyenne	2098 mg	123.25 (hors repas libre)	217.02 (hors repas libre)	60	2484.25/ 2605.25 (hors repas libre)

NB : il s'agit d'une semaine type qui a été remaniée toutes les quatre semaines avec divers aliments et en fonction des contraintes du sujet. Chaque semaine ce sujet avait droit à un repas libre qu'il utilisait comme il voulait (entrée, plat, dessert, vin).

XII • Analyse de la perte de poids

Dans l'élaboration de votre rééquilibrage alimentaire, la perte de poids doit se faire selon deux types de schémas :

- **Vous n'êtes pas sportif ou sans régularité dans vos activités extra professionnelles : la perte de poids doit se faire sur une durée suffisamment longue de façon à ne pas reprendre le poids perdu. Il vous faudra tout d'abord quatre semaines pour adapter votre corps à votre nouvelle alimentation (en quantité et qualité) ; votre système hormonal prendra alors des repères et facilitera le travail de l'ensemble de vos hormones : ne soyez donc pas pressé et évitez de vous peser lors de ces quatre premières semaines ; le poids de la balance peut ou non bouger ! Ne vous alarmez pas !**

- **Vous êtes sportif et avez des échéances précises, particulièrement pour les sports à catégories de poids de corps : il vous faudra appliquer de la même manière le protocole et vous y prendre au moins 4 semaines avant : il ne s'agit pas de garder vos habitudes à manger moins pour perdre votre poids rapidement, mais manger et manger adapté en restant en forme et optimiser vos performances le jour J. Le but est d'éviter les saunas pour certains, d'aller courir pour suer, de se déshydrater cinq jours avant et d'arriver le jour J fatigué, faire une contre-performance et risquer la blessure.**

Dans le premier cas, vous pouvez analyser de façon simple l'évolution de votre structure corporelle en mesurant tout simplement vos tours de poitrine, taille, estomac, bras et cuisses en vous assurant de prendre ces mesures toujours au même endroit.

Utilisez un tableau en notant toutes les 4 semaines vos mesures :

		MESURES 1 DATE :	MESURES 2 DATE :	MESURES 3 DATE :	MESURES 4 DATE :
		Mesure	Mesure	Mesure	Mesure
Poids (en kg)					
Bras (cm)	D				
	G				
Poitrine (cm)					
Estomac (cm)					
Taille (cm)					
Hanches (cm)					
Cuisses (cm)	D				
	G				
Genou (cm)	D				
	G				

D : droit - G : gauche.

XIII • Analyse par absorptiométrie biphotonique à rayon X

Il existe un outil plus coûteux mais très précis : l'absoptiométrie.

Cet outil permet de définir par rayon X la quantité de masse musculaire et de masse grasse réparties dans le corps. Elle permet d'apprécier chez les sujets l'évolution de la perte de poids : les mesures sont prises avant de débuter le rééquilibrage et à la fin du protocole, lorsque le sujet est à l'objectif voulu.
Chez le sportif, elle reste indispensable dans la mesure où très souvent certains sportifs doivent perdre rapidement et n'ont pas forcement beaucoup de masse grasse.
Elle permet donc de prévenir, et avertir les entraîneurs sur le risque d'une éventuelle perte de poids possible ou non qui pourrait affecter la santé.

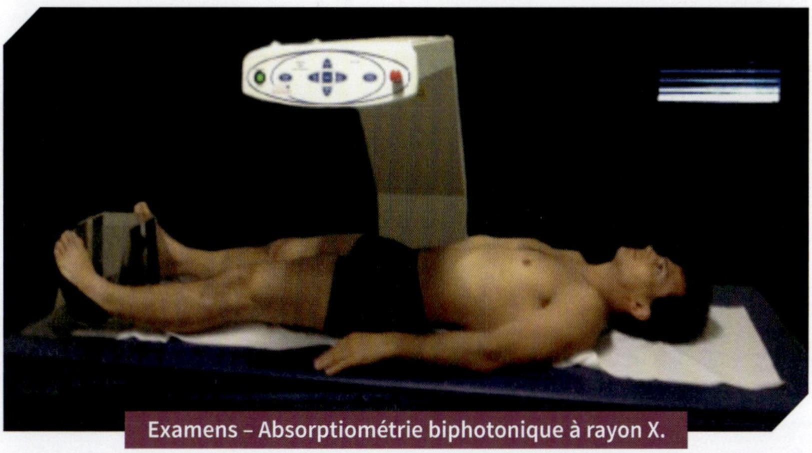

DELPHI (CHR la madeleine, IPROS, Orléans).

Examens – Absorptiométrie biphotonique à rayon X.

IPROS - C.H.R. ORLÉANS
1 rue Porte Madeleine
ORLÉANS, 45032 FRANCE

Name:
Patient ID:
DOB:

Sex: Female
Ethnicity: Française

Height: 159.0 cm
Weight: 66.0 kg
Age: 51

Scan Information:

ID: A09261407

Scan Date: 26 September 2014
Scan Type: a Whole Body
Analisys: 26 September 2014
12:56 Version 12.6.1
Auto Whole Body
Operator: BENE
Model: Delphi W (S/N 70216)
Comment:

DXA Results Summary:

Region	BMC (g)	Fat (g)	Lean (g)	Lean+BMC (g)	Total Mass (g)	% Fat
L Arm	115.36	1566.6	1515.8	1631.1	3197.7	49.0
R Arm	118.80	1061.9	1559.0	1677.8	2739.7	38.8
Trunk	468.36	12132.1	21284.4	21752.8	33884.9	35.8
L Leg	313.90	4579.1	5831.9	6145.8	10724.8	42.7
R Leg	335.05	4603.3	6022.0	6357.1	10960.4	42.0
Subtotal	1351.47	23943.0	36213.0	37564.5	61507.5	38.9
Head	441.99	792.9	3034.2	3476.2	4269.0	18.6
Total	**1793.47**	**24735.9**	**39247.2**	**41040.7**	**65776.6**	**37.6**

TBAR2093

Examen composition corporelle (DELPHI W(S/N 70216)),réalisé chez une femme désirant perdre du poids et présentant un taux de masse grasse trop élevé (CHR la madeleine, IPROS, Orléans)

BMC : contenu minéral osseux,
Fat : masse grasse,
Lean : muscle,
Mass : masse totale

L arm : bras gauche, R arm : bras droit, trunk : tronc, L leg : jambe gauche, R leg : jambe droite, Head : tête

IPROS - C.H.R. ORLÉANS
1 rue Porte Madeleine
ORLÉANS, 45032 FRANCE

Name:
Patient ID:
DOB:

Sex: Male
Ethnicity: Française

Height: 160.0 cm
Weight: 65.0 kg
Age: 26

Scan Information:
Scan Date: 26 August 2014 ID: A0826140G
Scan Type: a Whole Body
Analisys: 26 August 2014 13:40
Version 12.6.1
Auto Whole Body
Operator: BENE
Model: Delphi W (S/N 70216)
Comment:

DXA Results Summary:

Region	BMC (g)	Fat (g)	Lean (g)	Lean+BMC (g)	Total Mass (g)	% Fat
L Arm	199.03	310.9	3197.4	3396.4	3707.3	8.4
R Arm	194.77	359.9	3597.1	3791.8	4151.7	8.7
Trunk	771.25	3700.5	27467.6	28238.9	31939.3	11.6
L Leg	495.02	1313.8	8479.0	8974.0	10287.8	12.8
R Leg	518.77	1338.2	9328.0	9846.7	11185.0	12.0
Subtotal	2178.84	7023.2	52069.0	54247.9	61271.1	11.5
Head	528.67	804.1	2150.1	3678.8	4482.8	17.9
Total	**2707.51**	**7827.3**	**55219.1**	**57286.6**	**65754.0**	**11.9**

TBAR2093

Examen composition corporelle (DELPHI W(S/N 70216)) réalisé chez un homme sportif de haut niveau (CHR la madeleine, IPROS, Orléans)
BMC : contenu minéral osseux,
Fat : masse grasse,
Lean : muscle,
Mass : masse totale

L arm : bras gauche, R arm : bras droit, trunk : tronc, L leg : jambe gauche, R leg : jambe droite, Head : tête

4

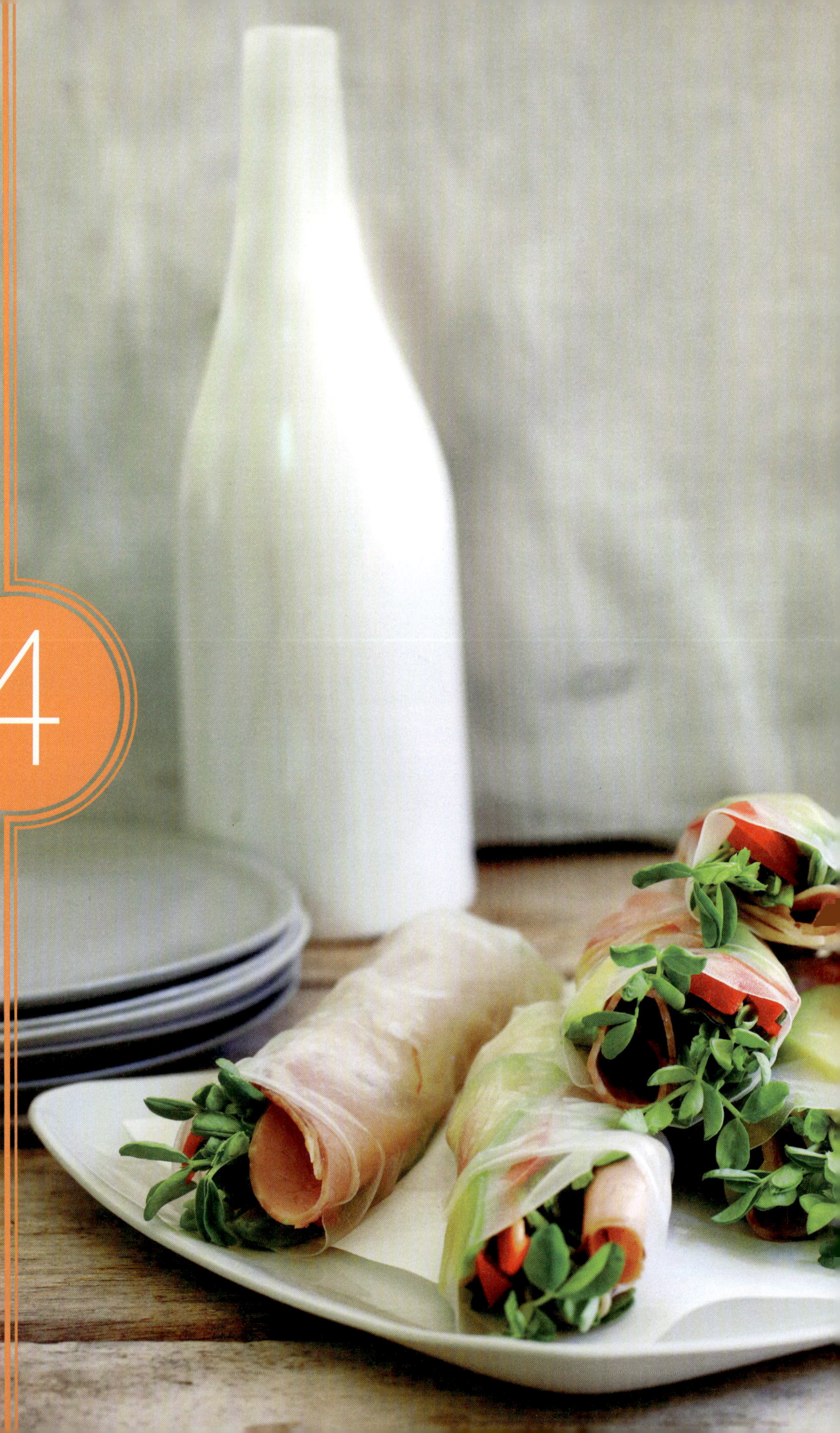

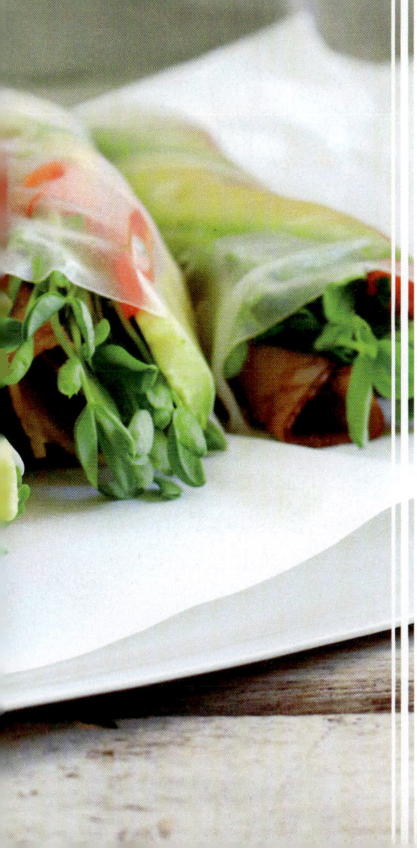

Afin que vous puissiez vous situer par rapport à un objectif de poids, je vous propose des exemples de semaines sur lesquelles vous pouvez vous appuyer.

Attention, l'ensemble de ces semaines a été adapté à un individu et individualisé en fonction des données de celui-ci, de son morphotype, de son bilan biologique et de ses contraintes quotidiennes.

Afin de vous repérer dans un premier temps sur la compréhension de votre corps et les aliments, observez les différents morphotypes suivants puis appuyez-vous sur la semaine qui vous correspond le plus en fonction de la perte de poids voulue.

I • Les différents morphotypes

Surplus de masse grasse sur le haut du corps

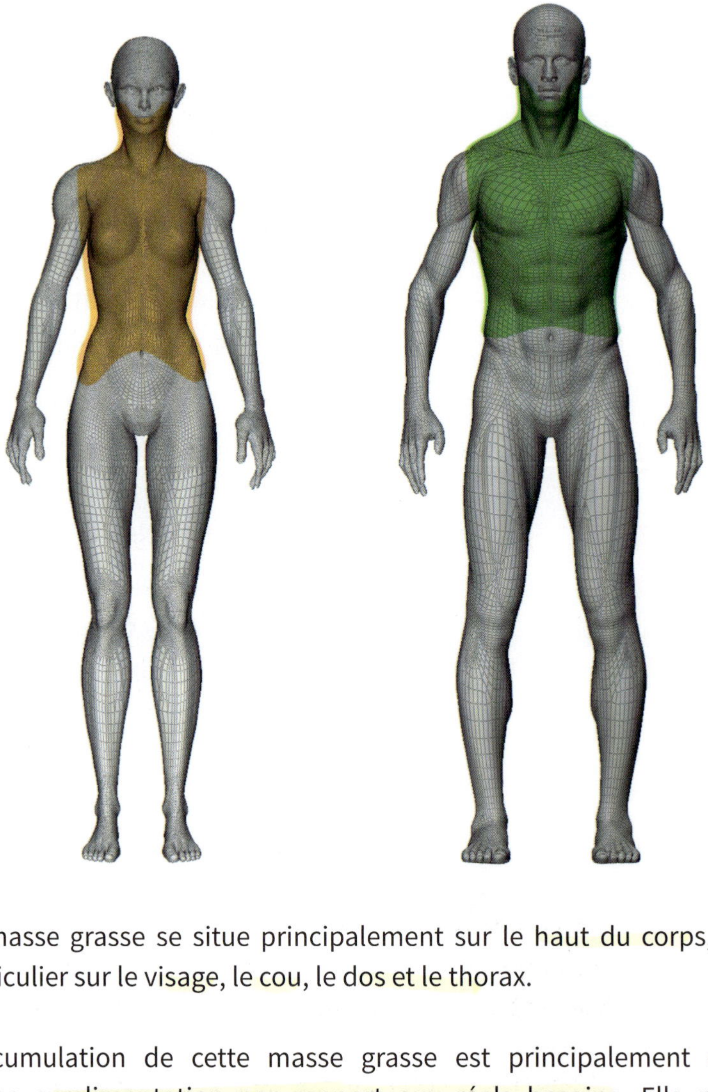

La masse grasse se situe principalement sur le haut du corps, en particulier sur le visage, le cou, le dos et le thorax.

L'accumulation de cette masse grasse est principalement due à une suralimentation par rapport aux réels besoins. Elle peut évoluer en fonction des périodes où le sujet mange plus ou moins. Si le sujet retire le surplus alimentaire, la perte de poids s'enclenchera sur les sites cités.

Conseils : rééquilibrage alimentaire adapté et activité physique.

Surplus de masse grasse chez un sédentaire

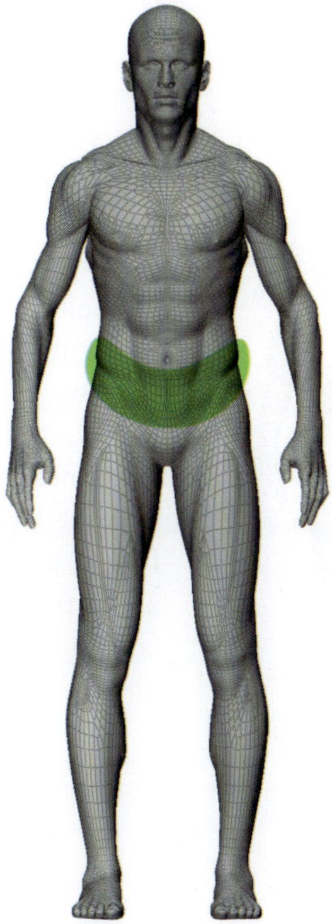

L'accumulation de masse grasse se trouve localisée principalement au niveau de la taille. Chez ce type de sujet, elle est due le plus souvent à une alimentation identique avec ou sans sport.

Conseils : adaptez un rééquilibrage alimentaire en fonction de vos activités quotidiennes. Répartissez correctement vos substrats énergétiques en fonction de vos journées (repos ou actif) ou bien reprenez tout simplement une activité sportive en insistant sur des exercices longs et d'intensités modérés (marche, ski de fond...).

Surplus de masse grasse au niveau abdominal

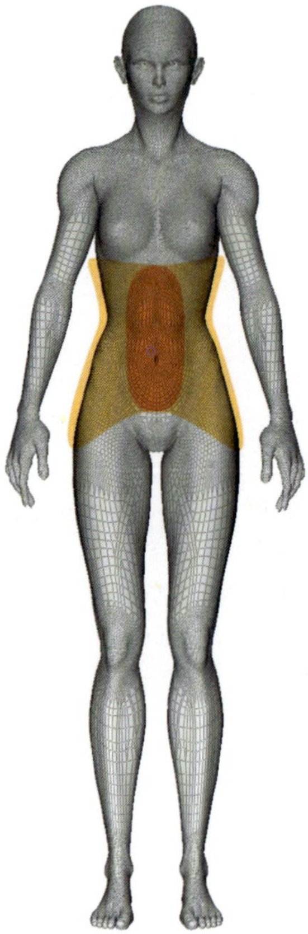

L'accumulation de masse grasse au niveau abdominal et en particulier sur la partie antérieure, surtout chez la femme, est provoquée la plupart du temps par le stress.

Ce stress entraîne la sécrétion de deux hormones : l'adrénaline et le cortisol qui assurent une production importante de glucose.

Les signes caractéristiques chez ces sujets sont souvent répétitifs et réguliers : ils se manifestent par des pulsions sucrées qui doivent être satisfaites sous peine d'hypoglycémie, de fatigue et de ballonnements au niveau abdominal.

Conseils : le rééquilibrage alimentaire doit être très individualisé avec un quota de sucre adapté au sujet. Afin de pallier le stress et donc diminuer la stimulation des hormones citées ci-dessus, une activité de relaxation peut être envisagée.

Surpoids de type athérogène

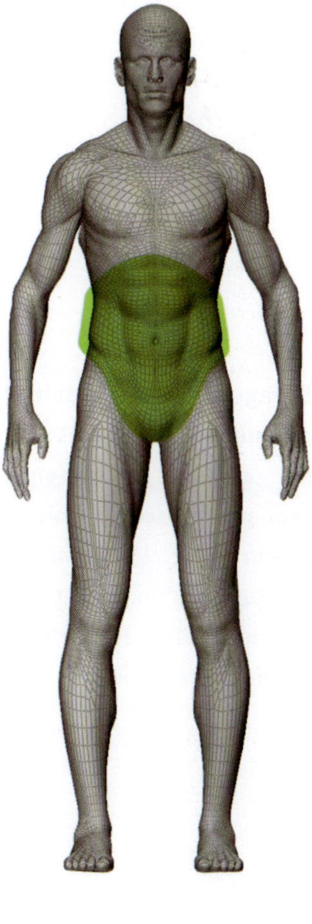

Une suralimentation par rapport aux besoins réels, associée à une sédentarité, est cause d'un surplus de poids localisé au niveau de l'abdomen. Il peut exister également une hérédité vasculaire.

Les signes distinctifs sont l'apparition d'une somnolence après les repas, en particulier le déjeuner, due à un surplus alimentaire aggravé parfois par une consommation d'alcool, associée souvent à un surplus de sucre déstabilisant le rôle de l'insuline (régulatrice du taux de glucose) et également à des taux de cholestérol et/ou de triglycérides élevés.

Conseils : rééquilibrer son alimentation en adoptant les bonnes quantités en terme de substrats énergétiques, en particulier des sucres, diminuer le taux d'alcool. Ces premières anticipations permettront d'éviter d'éventuels troubles cardio-vasculaires.

Surpoids de type diabétogène

Cette accumulation de masse grasse se caractérise par des ballonnements relativement rapides après les repas.

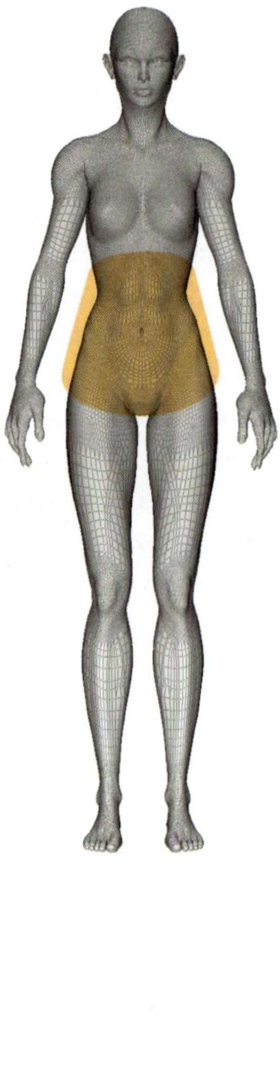

Conseils : le rééquilibrage alimentaire doit être adapté en fonction du sujet en limitant les sucres rapides (confiseries, chocolat, bonbons...). L'activité physique est préconisée et doit être adaptée en fonction du sujet. L'ensemble de ces points évitera l'évolution d'un diabète ainsi que des complications médicales, en particulier troubles cardio-vasculaires et artériels.

Surpoids lié aux problèmes digestifs et d'origine médicamenteuse

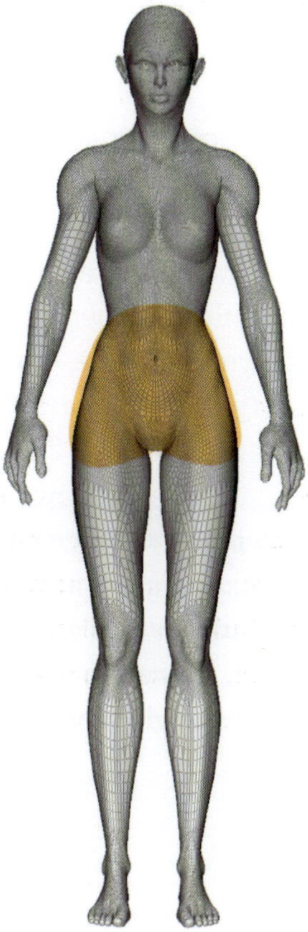

Le surplus de masse grasse accumulée au niveau de la partie antérieure de l'abdomen peut être provoqué par des troubles digestifs chroniques, liés à la constipation ou à l'administration de substances médicamenteuses pouvant entraîner une augmentation du poids de corps due à une modification du système hormonal.

Conseils : adapter une alimentation en relation avec des aliments appropriés pour pallier ces problèmes. Veiller à avoir un équilibre du taux de glucides et surtout à placer ces sucres en fonction du taux de cortisol de la journée de façon à les métaboliser correctement.

Accumulation de masse grasse au niveau des cuisses/fessiers : la culotte de cheval

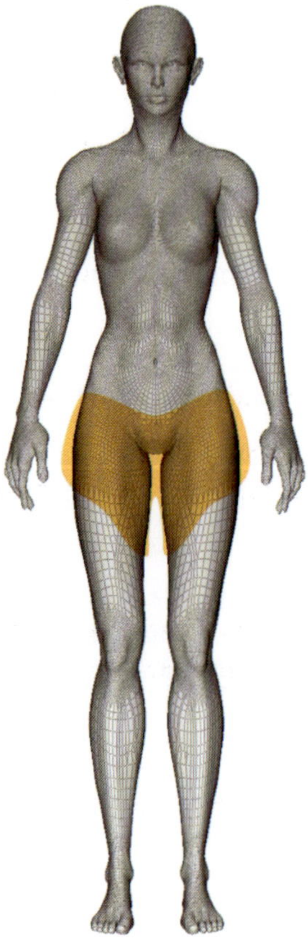

L'accumulation redoutée par toutes les femmes : la culotte de cheval.

Elle se présente sur la face antérieure/postérieure des cuisses avec en prime une couche cellulitique à l'intérieur des genoux. Malheureusement, elle évolue progressivement depuis la puberté ou suite à une perturbation hormonale (hérédité gynécologique, troubles des menstruations).

Conseils : obligation d'un rééquilibrage alimentaire adapté. Jouer avec certains aliments pour limiter/diminuer cette couche graisseuse en tenant compte du passé, du patrimoine génétique du sujet et de sa physiologie dans sa globalité.

Dépôt graisseux au niveau des cuisses et des jambes : la botte veineuse

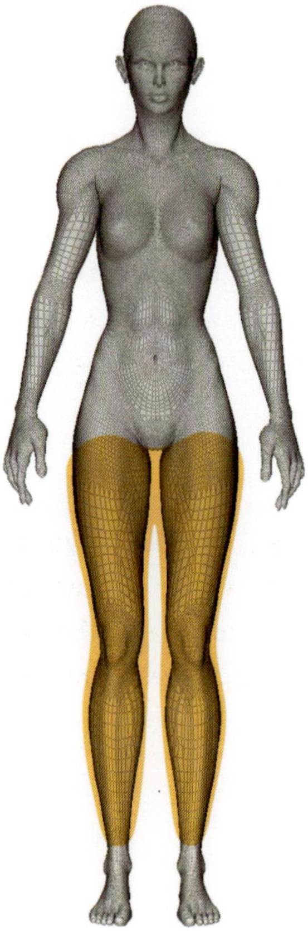

Cette accumulation de graisse évolue généralement depuis la puberté avec des pics plus importants au moment de certains évènements tels que les grossesses ou bien la prise de certaines contraceptions. Ce type de sujet présente souvent des problèmes circulatoires ainsi qu'une accumulation de rétention d'eau.

Conseils : si vous travaillez dans un bureau et êtes souvent assise, mettez des bas de contention : la lourdeur de vos jambes se fera moins sentir.

Surélevez chaque soir vos jambes 10 minutes ; en plus de favoriser la circulation, cela vous reposera.

Favorisez les massages, les drainages et l'activité physique.

Accumulation de masse grasse au niveau des bras et des jambes : la botte capillaire

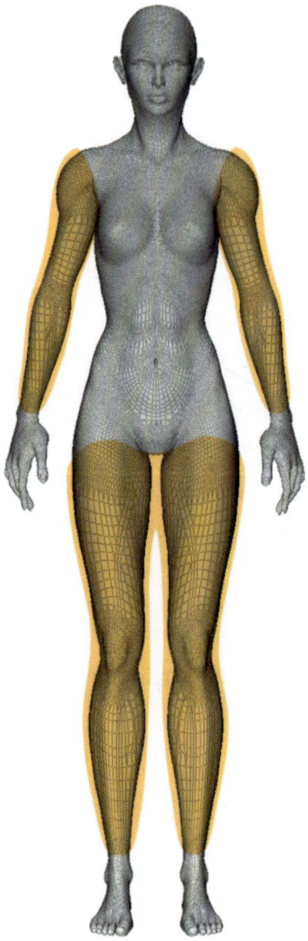

Ce type d'accumulation de masse grasse se caractérise principalement par un dépôt de cellulite sur les 4 membres.

Conseils : rééquilibrage alimentaire obligatoire ; éviter le froid et favoriser tous les soins circulatoires.

II • Semaines types

Exemple 1

Sexe	Féminin
Activité sportive	Sport de force
Poids de départ	49 kg
Perte de poids	2 kg

- *Métabolisme de base (kcal) :*
1165.30 + Coefficient d'activité = **2097.54 kcal**
- *Besoins quotidiens en protéines/kg de poids de corps :*
112.56 g soit 450.24 kcal
- *Besoins quotidiens en lipides/kg de poids de corps :*
46.90 g soit 422.10 kcal
- *Besoins quotidiens en glucides/kg de poids de corps :*
306.30 g soit 1225.20 kcal

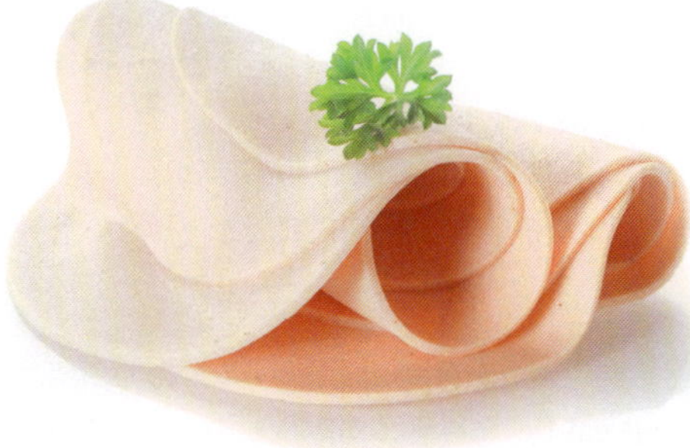

Exemple 1 / Semaine 1

Petit déjeuner :

- 60 g de jambon
- 50 g de pain complet
- 10 g de margarine 55 % Fruit d'or
  ou 2 cc d'huile d'olive ou de colza
- 100 g d'œuf au plat ou blanc d'œuf

Boisson : café, thé, tisane, eau plate, eau pétillante à volonté

Collation (avec ou sans activité physique) :

- 100 g de fromage blanc + 1 banane non mûre

Si activité physique, avant l'activité :

- 100 g de fromage blanc + 1 barre de céréales ;

Après l'activité :

- 1 barre de céréales + 1 jus de fruits
  ou un fruit ou 100 g de fromage blanc

Déjeuner :

Cette semaine : viandes blanches à l'honneur

- 100 g minimum de viande blanche (pesée crue) : veau, lapin, volaille ; à toutes les sauces : ne pas consommer plus de 1 cs de sauce (huile de colza, d'olive, Isio 4…)
- Les féculents (cuits), 4 cs : quinoa, riz complet ou pâtes

Boisson : eau, café, thé, tisane

Collation après-midi :

- 30 g de chocolat noir ou 2 cs de graines oléagineuses + 2 cs de fruits secs ou 1 jus de fruits frais (variés : jus de poire, jus de pomme, jus de raisin, jus d'orange, jus de pamplemousse)

Dîner :

Semaine des poissons : gras ou maigres

- minimum 160 g ; à toutes les sauces :
  ne pas consommer plus de 1 cs de sauce
- Les légumes verts : 4 à 6 cs (cuits), chou vert, chou rouge, brocolis, endives, tomates
- 1 assiette plate de salade verte

Boisson : eau, café, thé, tisane

Un repas libre dans la semaine :
Tout est permis y compris entrée, dessert, apéritif et vin

Exemple 1 / Semaine 2

Petit déjeuner :

- 60 g de jambon
- 50 g de pain complet
- 10 g de margarine 55 % Fruit d'or ou 2 cc d'huile d'olive ou de colza
- 100 g d'œuf au plat ou blanc d'œuf

Boisson : café, thé, tisane, eau plate, eau pétillante à volonté

Collation (avec ou sans activité physique) :

- 100 g de fromage blanc + 1 banane non mûre

Si activité physique, avant l'activité :

- 100 g de fromage blanc + 1 barre de céréales

Après l'activité :

- 1 barre de céréales + 1 jus de fruits ou un fruit ou 100 g de fromage blanc

Déjeuner :

Cette semaine : viande rouge ou viande blanche

- 120 g de viande minimum (pesée crue) ; à toutes les sauces : ne pas consommer plus de 1 cs de sauce (huile de colza, d'olive, Isio 4, crème fraîche, mayonnaise)
- Les féculents secs, 4 cs : lentilles, haricots blancs, cocos, Soissons, rouges, pois cassés, pois chiches

Boisson : eau, café, thé, tisane

Collation après-midi :

- 30 g de chocolat noir **ou** 2 cs de graines oléagineuses +
- 2 cs de fruits secs ou 1 jus de fruits frais (variés) ou
- 1 fruit cuit (100 g de compote) :
  - Pommes cuites, fruits confits
  - Fruits au sirop, compotes variées

Dîner :

Semaine des poissons ou crustacés :

- 100-150 g (pesé cru) minimum ;

à toutes les sauces : ne pas consommer plus de 1 cs de sauce

- Les légumes verts : 3 à 4 cs (cuits), au choix
- 100 g de fromage blanc

Boisson : eau, café, thé, tisane

Un repas libre dans la semaine :
Tout est permis y compris entrée, dessert, apéritif et vin

Exemple 2

Sexe	Féminin
Activité sportive	Boxe
Poids de départ	59,5 kg
Perte de poids	3 kg

- *Métabolisme de base (kcal) :*
1177.55 + Coefficient d'activité = **2140.15 kcal**
- *Besoins quotidiens en protéines/kg de poids de corps :*
136.80 g soit 547.20 kcal
- *Besoins quotidiens en lipides/kg de poids de corps :*
57 g soit 513 kcal
- *Besoins quotidiens en glucides/kg de poids de corps :*
269.98 g soit 1079.95 kcal

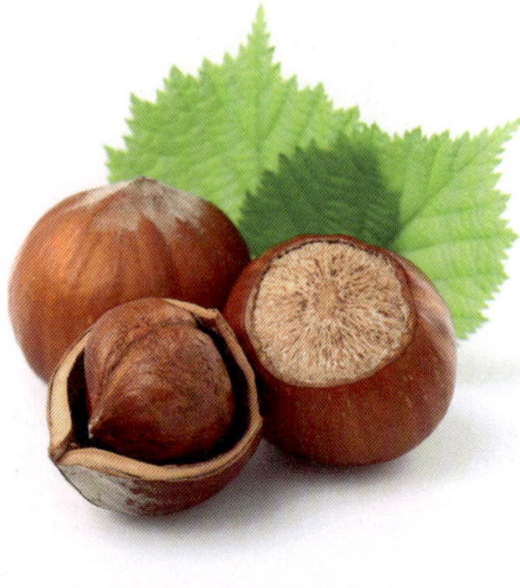

Exemple 2 / Semaine 1

Petit déjeuner :

- Jambon blanc (2 tranches minimum) ou blanc de poulet
- Pain : 7 tartines pain des fleurs ou 2 tranches de pain de mie sans gluten
- 10 à 12.5 g de beurre frais (1 carré) ou 1 cc d'huile d'olive
- 1 œuf

Boisson : café, thé, tisane, eau plate, eau pétillante à volonté

Collation :

- 20 à 30 amandes

Déjeuner :

Cette semaine : viande blanche ou rouge

- 160 g de viande minimum (pesée crue) ;
  à toutes les sauces : ne pas consommer plus de 1 cs d'huile (ou mayonnaise, crème fraîche)
- Les féculents, 5 à 6 cs : quinoa ou riz
- 1 yaourt Sojasun nature ou aromatisé

Boisson : eau, café, thé, tisane

Collation après-midi :

- 2 cs de graines oléagineuses (type amandes, noisettes, noix = environ 30 amandes) ou 30 g de chocolat au lait + 1 jus de fruits frais (variés) ou 2 cs de fruits secs (6 abricots secs) ou 200 g de compote

Dîner :

Légumineuses si entraînement dans la journée
Semaine des poissons : au choix

- 160 g (pesé cru) minimum ; à toutes les sauces à condition de ne pas consommer plus de 1 cs d'huile
- Les légumes verts : salade, cresson, endives, oseille, concombre, courgettes, radis, cornichons, brocolis, chou vert, épinards, céleri, champignons, tomates, citron : à volonté !
- 4 cs de légumineuses si sport (1 petite boîte)
- 1 yaourt Sojasun nature ou aromatisé
- 1 assiette plate de salade verte

Boisson : eau, café, thé, tisane

Un repas libre dans la semaine :
Tout est permis y compris, entrée, dessert, apéritif et vin

Exemple 2 / Semaine 2

Petit déjeuner :

- Jambon blanc (2 tranches minimum) ou blanc de poulet
- Pain : 7 tartines pain des fleurs ou 2 tranches de pain de mie sans gluten
- 10 à 12.5 g de beurre frais (1 carré) ou 1 cc d'huile d'olive
- 1 œuf

Boisson : café, thé, tisane, eau plate, eau pétillante à volonté

Collation :

- 20 à 30 amandes

Déjeuner :

Cette semaine : viande blanche ou poisson

- 160 g minimum ; à toutes les sauces : ne pas consommer plus de 2 cs de sauce ou 1 cs d'huile
- Alterner : 1 jour sur 2
  - Féculents secs, 5 à 6 cs : lentilles, fèves, petits pois, pois cassés, pois chiches
  - Féculents, 4 à 6 cs : riz, pâtes
- 1 yaourt Sojasun nature ou aromatisé

Boisson : eau, café, thé, tisane

Collation après-midi :

- 2 cs de graines oléagineuses (type amandes, noisettes, noix) ou 30 g de chocolat + 1 fruit cuit (100 à 200 g de compote)

Dîner :

Légumineuses si entraînement dans la journée (4-5 cs)
Semaine des poissons : au choix

- 160 g (pesé cru) minimum ; à toutes les sauces à condition de ne pas consommer plus de 2 cc de sauce ou 1 cs d'huile
- Les légumes verts : salade, cresson, endives, oseille, concombre, courgettes, radis, cornichons, brocolis, chou vert, épinards, céleri, champignons, tomates, citron, navets, poivrons, chou-fleur, aubergines, poireaux, haricots verts, potiron, carottes, salsifis, oignons, artichauts : à volonté !
- 1 yaourt Sojasun ou 2 boules de sorbet

Boisson : eau, café, thé, tisane

Un repas libre dans la semaine :
Tout est permis y compris entrée, dessert, apéritif et vin

Exemple 3

Sexe	Féminin
Activité sportive	Judo
Poids de départ	60 kg
Perte de poids	3 kg

- *Métabolisme de base (kcal) :*
  1177.55 + Coefficient d'activité = **2140.15 kcal**
- *Besoins quotidiens en protéines/kg de poids de corps :*
  136.80 g soit 547.20 kcal
- *Besoins quotidiens en lipides/kg de poids de corps :*
  57 g soit 513 kcal
- *Besoins quotidiens en glucides/kg de poids de corps :*
  269.98 g soit 1079.95 kcal

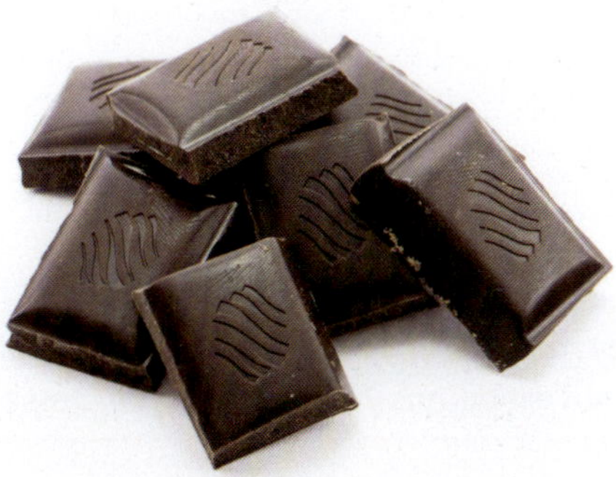

Exemple 3 / Semaine 1

Petit déjeuner :

- 1 tranche de jambon ou 3 cs de céréales
- 50 g de pain (1 petit pain à l'unité)
- 10 g beurre (1 petit carré de beurre)
- 1 œuf (facultatif) ou 100 g de fromage blanc nature ou aromatisé

Boisson : café, thé, tisane, eau plate, eau pétillante à volonté

Collation :

- 1 barre chocolatée

Déjeuner :

Cette semaine : viande blanche

- 150 g de viande blanche minimum (pesée crue) ; à toutes les sauces : ne pas consommer plus de 1 cs de sauce (huile de colza, d'olive, Isio 4...)
- Les féculents, 8 cs (cuits) : quinoa ou riz ou pâtes

Boisson : eau, café, thé, tisane

Collation après-midi :

- 30 g de chocolat noir + jus de fruits fraise-framboise

Dîner :

Semaine des poissons gras

- 100 à 200 g (pesé cru) ; à toutes les sauces à condition de ne pas consommer plus de 1 cs de sauce
- Les féculent : 4 cs
- Les légumes verts : 4 à 6 cs
  - Chou vert, chou rouge, haricots verts
  - Brocolis, endives, tomates
- 1 yaourt Sojasun nature ou chocolat ou aux fruits
- 1 assiette plate de salade verte

Boisson : eau, café, thé, tisane

Un repas libre dans la semaine :
Tout est permis y compris, entrée, dessert, apéritif et vin

Exemple 3 / Semaine 2

Petit déjeuner :

- 1 tranche de jambon ou 3 cs de céréales
- 50 g de pain (1 petit pain à l'unité)
- 10 g beurre (1 petit carré de beurre)
- 1 œuf (facultatif) ou 100 g de fromage blanc nature ou aromatisé

Boisson : café, thé, tisane, eau plate, eau pétillante à volonté

Collation :

- 1 barre chocolatée

Déjeuner :

Cette semaine : viande rouge ou viande blanche ou poisson

- 150 g minimum (pesée crue) ;
  à toutes les sauces : ne pas consommer plus de 1 cs de sauce (huile de colza, d'olive, Isio 4…)
- Les féculents secs : (8 cs)
  - Lentilles, haricots blancs, cocos, Soissons, rouges, pois cassés, pois chiches

Boisson : eau, café, thé, tisane

Collation après-midi :

- 30 g de chocolat noir + 1 jus de fruits frais (variés) ou 1 fruit cuit (100 g de compote)

Dîner :

Semaine des poissons :

- 100 à 200 g (pesé cru) ; à toutes les sauces : ne pas consommer plus de 1 cs de sauce
- Féculents : 4 cs
- Les légumes verts (au choix) : 3 à 4 cs
  - Fenouils, céleri branche, asperges, poireaux, champignons
- 1 yaourt Sojasun nature ou chocolat ou aux fruits

Boisson : eau, café, thé, tisane

Un repas libre dans la semaine :
Tout est permis y compris entrée, dessert, apéritif et vin

Exemple 4

Sexe	Féminin
Activité sportive	Triathlon
Poids de départ	60 kg
Perte de poids	5 kg

- *Métabolisme de base (kcal) :*
1202.10 + Coefficient d'activité = **1682.94 / 1803.15 kcal**
- *Besoins quotidiens en protéines/kg de poids de corps :*
104 g soit 416 kcal
- *Besoins quotidiens en lipides/kg de poids de corps :*
55 g soit 495 kcal
- *Besoins quotidiens en glucides/kg de poids de corps :*
192.98 g soit 771.94 kcal

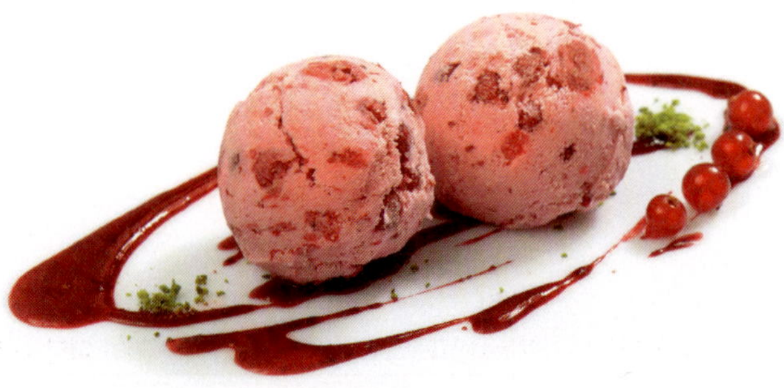

Exemple 4 / Semaine 1

Petit déjeuner :

- 5 blancs d'œufs + 2 tranches de jambon/poulet + 2 cc huile d'olive

Boisson : café, thé, tisane, eau plate, eau pétillante à volonté

Collation :

- 2 tranches de blanc de poulet/dinde ou 1 boîte de thon ou 1 œuf dur

Déjeuner :

- Une entrée : salade verte + pousse de soja + champignons

Cette semaine : viande blanche

- Minimum 160 g ; à toutes les sauces, à condition de ne pas consommer plus de 2 cc de sauce ou 1 cs d'huile
- Les féculents : quinoa ou riz, 4 cs

Boisson : eau, café, thé, tisane

Collation après-midi :

- 3 à 4 grands carrés de chocolat noir + 1 bol de fruits

Dîner :

- Viande blanche : 160 g (pesé cru) minimum ; à toutes les sauces à condition de ne pas consommer plus de 1 cs d'huile
- Les légumes verts (au choix) : 3 à 4 cs
- 300 g de fromage blanc nature ou aux fruits
- Salade verte à volonté

Boisson : eau, café, thé, tisane

- **2 boules de glaces ou 1 barre chocolatée à n'importe quel moment hors repas libre, 1 fois par semaine**

Un repas libre dans la semaine :
Tout est permis y compris, entrée, dessert, apéritif et vin

Exemple 4 / Semaine 2

Petit déjeuner :

- 5 blancs d'œufs + 2 tranches de jambon/poulet + 2 cc huile d'olive

Boisson : café, thé, tisane, eau plate, eau pétillante à volonté

Collation :

- 2 tranches de blanc de poulet/dinde
ou 1 boîte de thon ou 1 œuf dur

Déjeuner :

- Une entrée : salade verte + pousses de soja + champignons

Cette semaine : viande rouge ou viande blanche

- 160 g minimum ; à toutes les sauces, à condition de ne pas consommer plus de 1 à 2 cs de sauce ou 1 cs d'huile
- Alterner un jour sur deux :
  - Légumineuses, 4 à 5 cs (1 petite boîte)
  Lentilles, haricots blancs, cocos, Soissons, rouges, pois cassés, pois chiches
  - Féculents : riz ou quinoa ou pâtes, 4-5 cs

Boisson : eau, café, thé, tisane

Collation après-midi :

- 2 tranches de pain de mie
+ 2 tranches de blanc de poulet

▸ 2 boules de glaces à n'importe quel moment hors repas libre, 1 fois par semaine

Dîner :

- Viande blanche :
150 g (pesé cru) minimum ou poisson ou crustacés ;
à toutes les sauces à condition de ne pas consommer
plus de 2 cc de sauce ou 1 cs d'huile
- Les légumes verts : salade, cresson, endives, oseille, concombre, courgettes, radis, cornichons, brocolis, chou vert, épinards, céleri, champignons, tomates, citron : à volonté !
- 200 g de fromage blanc nature ou aromatisé

Boisson : eau, café, thé, tisane

Un repas libre dans la semaine :
Tout est permis y compris entrée, dessert, apéritif et vin

Exemple 5

Sexe	Féminin
Activité	Actrice
Poids de départ	61,5 kg
Perte de poids	3 kg

- *Métabolisme de base (kcal) :*
1331.60 + Coefficient d'activité = **1997.40 kcal**
- *Besoins quotidiens en protéines/kg de poids de corps :*
98.6 g soit 394.40 kcal
- *Besoins quotidiens en lipides/kg de poids de corps :*
58 g soit 522 kcal
- *Besoins quotidiens en glucides/kg de poids de corps :*
270.25 g soit 1081 kcal

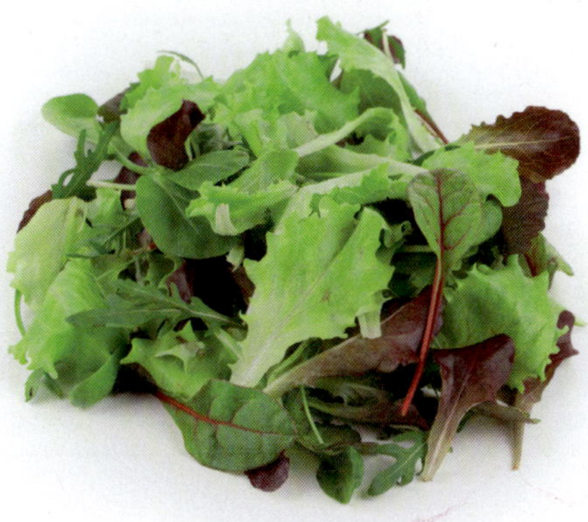

Exemple 5 / Semaine 1

Petit déjeuner :

- 60 g de jambon
- 50 à 75 g de pain complet
- 10 g de margarine 55 % Fruit d'or ou 2 cc d'huile d'olive ou de colza
- 100 g d'œuf au plat ou blanc d'œuf

Boisson : café, thé, tisane, eau plate, eau pétillante à volonté

Collation :

- Sans activité : 15 à 20 amandes
- Avec activité : collation dans les 20-30 minutes qui suivent, 100 à 150 g de fruits

Déjeuner :

Cette semaine : viandes blanches ou poisson

- 150 g minimum (pesé crue) ; à toutes les sauces : ne pas consommer plus de 1 cs de sauce (huile de colza, d'olive, Isio 4...)
- Féculents : quinoa ou riz ou pâtes, 4 cs (cuits)

Boisson : eau, café, thé, tisane

Collation après-midi :

- 30 g de chocolat noir ou 6 noix ou 2 cs de graines oléagineuses (30 amandes) + 2 cs de fruits secs ou jus de fruits ou 150 à 200 g de fruits

Dîner :

Semaine des poissons ou crustacés

- 150 g (pesé cru) minimum ; à toutes les sauces à condition de ne pas consommer plus de 2 cs de sauce
- Les légumes verts (au choix) : 4 à 6 cs
- Salade verte à volonté

Boisson : eau, café, thé, tisane

▸ Thym, cannelle, romarin, paprika dans tous les plats

Un repas libre dans la semaine :
Tout est permis y compris, entrée, dessert, apéritif et vin

Exemple 5 / Semaine 2

Petit déjeuner :

- 60 g de jambon
- 50 g de pain complet
- 10 g de margarine 55 % Fruit d'or ou 2 cc d'huile d'olive ou de colza
- 100 g d'œuf au plat ou blanc d'œuf

Boisson : café, thé, tisane, eau plate, eau pétillante à volonté

Collation :

- Sans activité sportive : 15 à 20 amandes
- Avec activité sportive : collation dans les 20-30 minutes qui suivent, 100 à 150 g de fruits

Déjeuner :

Cette semaine : viande rouge ou viande blanche ou poisson

- 150 g minimum (pesé crue) ; à toutes les sauces : ne pas consommer plus de 1 cs de sauce (huile de colza, d'olive, Isio 4...)
- Féculents secs : (4 cs)
  - Lentilles, haricots blancs, cocos, Soissons, rouges
  - Pois cassés, pois chiches

Boisson : eau, café, thé, tisane

Collation après-midi :

- 30 g de chocolat noir ou 6 noix ou 2 cs de graines oléagineuses + 2 cs de fruits secs ou jus de fruits ou 150/200 g de fruits

Dîner :

Semaine des poissons au choix ou crustacés ou viande blanche

- 150 g (pesé cru) minimum ; à toutes les sauces à condition de ne pas consommer plus de 1 cs de sauce
- Les légumes verts (au choix) : 5 à 6 cs

Boisson : eau, café, thé, tisane

▸ Thym, cannelle, romarin, paprika dans tous les plats

Un repas libre dans la semaine :
Tout est permis y compris entrée, dessert, apéritif et vin

Exemple 6

Sexe	Féminin
Activité sportive	Remise en forme
Poids de départ	64 kg
Perte de poids	5 kg

- *Métabolisme de base (kcal) :*
1288 + Coefficient d'activité = **1932.22 kcal**
- *Besoins quotidiens en protéines/kg de poids de corps :*
87 g soit 348 kcal
- *Besoins quotidiens en lipides/kg de poids de corps :*
58 g soit 522 kcal
- *Besoins quotidiens en glucides/kg de poids de corps :*
265.55 g soit 1062.22 kcal

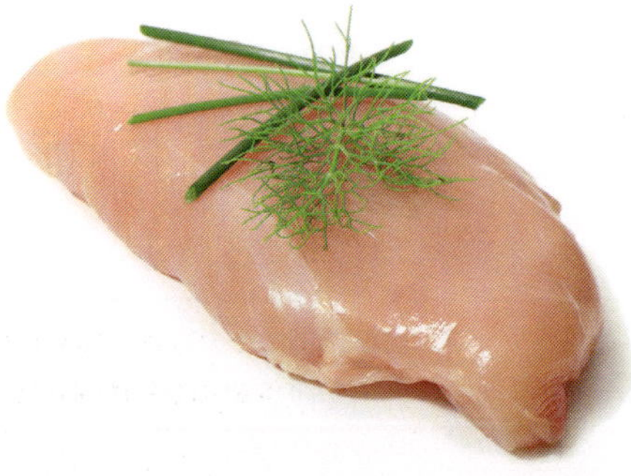

Exemple 6 / Semaine 1

Petit déjeuner :

- 60 g de jambon
- 50 g de pain complet
- 10 g de margarine 55 % Fruit d'or ou 2 cc d'huile d'olive ou de colza
- 100 g d'œuf au plat ou blanc d'œuf

Boisson : café, thé, tisane, eau plate, eau pétillante à volonté

Collation (avec ou sans activité physique) :

- 100 g de fromage blan (ou 15-20 amandes si activité physique) + 1 banane
- Si activité physique : collation dans les 20-30 minutes qui suivent

Déjeuner :

Cette semaine : viande blanche

- 100 g de viande minimum (pesée crue) ; à toutes les sauces : ne pas consommer plus de 1 cs de sauce (huile de colza, d'olive, Isio 4...)
- Les féculents : quinoa ou riz complet ou pâtes complètes, 4 cs (cuits)

Boisson : eau, café, thé, tisane

Collation après-midi :

- 30 g de chocolat noir ou 6 noix ou 2 cs de graines oléagineuses + 2 cs de fruits secs ou 1 jus de fruits frais (variés)

Dîner :

Semaine des poissons : gras, riches en oméga 3, ou maigres

- Minimum 160 g (pesé cru) ; à toutes les sauces à condition de ne pas consommer plus de 2 cs de sauce
- Les légumes verts : 4 à 6 cs
  - Chou vert, chou rouge, brocolis, champignons
  - Endives, tomates, asperges, fenouil, poireaux
- 1 assiette plate de salade verte

Boisson : eau, café, thé, tisane

Un repas libre dans la semaine :
Tout est permis y compris entrée, dessert, apéritif et vin

Exemple 6 / Semaine 2

Petit déjeuner :

- 60 g de jambon
- 50 g de pain complet
- 10 g de margarine 55 % Fruit d'or ou 2 cc d'huile d'olive ou de colza
- 100 g d'œuf au plat ou blanc d'œuf

Boisson : café, thé, tisane, eau plate, eau pétillante à volonté

Collation (avec ou sans activité physique) :

- 100 g de fromage blanc 0 % (ou amandes si activité physique) + 1 banane

Si activité physique : collation dans les 20-30 minutes qui suivent

Déjeuner :

Cette semaine : viande rouge ou viande blanche ou poisson

- 100 à 120 g minimum (pesé crue) ; à toutes les sauces : ne pas consommer plus de 1 cs de sauce (huile de colza, d'olive, Isio 4...)
- Les féculents secs : (4 cs)
  - Lentilles, haricots blancs, cocos, Soissons, rouges, pois cassés, pois chiches

Boisson : eau, café, thé, tisane

Collation après-midi :

- 30 g de chocolat noir ou 6 noix ou 2 cs de graines oléagineuses + 2 cs de fruits secs ou 1 jus de fruits frais (variés) ou
- 1 fruit cuit (100 g compote)

Dîner :

Semaine des poissons :

- 150 g (pesé cru) minimum ; à toutes les sauces à condition de ne pas consommer plus de 1 cs de sauce
- Les légumes verts : (au choix) 3 à 4 cs
  - Fenouil, céleri branche, asperges, poireaux, champignons de Paris, cèpes
  - Tomates, poireaux

Boisson : eau, café, thé, tisane

Un repas libre dans la semaine :
Tout est permis y compris entrée, dessert, apéritif et vin

Exemple 7

Sexe	Féminin
Activité sportive	Zumba
Poids de départ	68,7 kg
Perte de poids	10 kg

- *Métabolisme de base (kcal) :*
1331.60 + Coefficient d'activité = **1997.40 kcal**
- *Besoins quotidiens en protéines/kg de poids de corps :*
98.6 g soit 394.40 kcal
- *Besoins quotidiens en lipides/kg de poids de corps :*
58 g soit 522 kcal
- *Besoins quotidiens en glucides/kg de poids de corps :*
270.25 g soit 1081 kcal

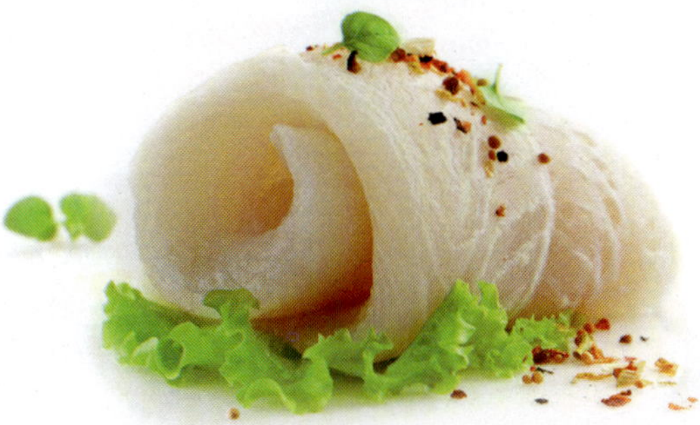

Exemple 7 / Semaine 1

Petit déjeuner :

- 80 g de jambon (2 tranches) ou 1 yaourt de brebis ou fromage blanc ou Sojasun nature ou aromatisé
- 60 g de pain
- 10 à 12.5 g de beurre frais (1 carré) ou 1 cc d'huile d'olive

Boisson : café, thé, tisane, eau plate, eau pétillante à volonté

ou

- 2 tranches de jambon ou 6 tranches fines de bacon + 2 œufs + 100 g de fromage blanc ou Sojasun (1 à 2 fois/semaine)

Collation :

- 2 tranches de blanc de poulet ou dinde + 1 tranche de pain ou 1 à 2 yaourts Sojasun nature ou aromatisé

Déjeuner :

Cette semaine : viandes blanches ou poisson

- 160 g de viande blanche minimum (pesée crue) ; à toutes les sauces, à condition de ne pas consommer plus de 2 cc de sauce ou 1 cs d'huile

Alterner 1 jour sur 2 :

- Les féculents :
  - quinoa ou pâtes ou semoule ou riz ; 5 à 6 cs
- Légumineuses :
  - flageolets, petits pois, lentilles, haricots ; 6 à 7 cs
- 1 Sojasun ou 2 boules de sorbet

Boisson : eau, café, thé, tisane

▸ 1 portion de fromage (30 g) à n'importe quel moment hors repas libre 2 fois par semaine

Collation après-midi :

- 2 cs de graines oléagineuses (type amandes, noisettes, noix) ou 30 g de chocolat noir + 1 jus de fruits ou 100 à 200 g de compote

Dîner :

Poisson ou crustacés à volonté !

- 160 g (pesé cru) minimum ; à toutes les sauces à condition de ne pas consommer plus de 1 cs d'huile
- Les légumes verts :
  - salade, cresson, endives, oseille, concombre, courgettes, radis, cornichons, brocolis, chou vert, épinards, céleri, champignons, tomates, citron : *à volonté !*
- 1 yaourt Sojasun nature ou aux fruits ou 2 boules de sorbet
- 1 assiette plate de salade verte

Boisson : eau, café, thé, tisane

Un repas libre dans la semaine :
Tout est permis y compris, entrée, dessert, apéritif et vin

Exemple 7 / Semaine 2

Petit déjeuner :

- Jambon (2 tranches minimum) ou 1 yaourt de brebis ou 1 Sojasun nature ou aromatisé
- 50 g de pain (un petit pain)
- 10 à 12.5 g de beurre frais (1 carré) ou 1 cc d'huile d'olive

Boisson : café, thé, tisane, eau plate, eau pétillante à volonté

Collation :

- 2 tranches de blanc de poulet ou dinde + 1 tranche de pain (prédécoupée, mais pas de pain de mie)

Déjeuner :

Cette semaine : viande rouge ou viande blanche

- 160 g de viande rouge minimum (pesée crue) ; à toutes les sauces, à condition de ne pas consommer plus de 2 cs de sauce ou 1 cs d'huile

Alterner :

- Pendant 2 jours, les féculents :
  - pommes de terre, riz, pâtes, quinoa ; 100 g ou 4 cs
- Pendant 3 jours, les légumineuses :
  - 4 à 5 cs (une petite boîte)
- Pendant 2 jours, les légumes verts :
  - salade, cresson, endives, oseille, concombre, courgettes, radis, cornichons, brocolis, chou vert, épinards, céleri, champignons, tomates, citron, navets, poivrons, chou-fleur, aubergines, poireaux, haricots verts, potiron, carottes, salsifis, oignons, artichauts ; *à volonté !*
- Le jour des légumes : 30 à 40 g de pain

Boisson : eau, café, thé, tisane

Collation après-midi :

- 2 cs de graines oléagineuses (type amandes, noisettes, noix) ou 30 g de chocolat
  + 1 fruit cuit (100 à 200 g de compote)
  ou 100 à 200 g de fruits (1 bol/barquette) goyave, fraises, framboises, groseilles, pastèque, papaye, melon, ananas

► Ou 2 boules de glace ou 1 mars glacé

Dîner :

Semaine des poissons au choix

- 160 g (pesé cru) minimum ;

à toutes les sauces à condition de ne pas consommer plus de 2 cc de sauce ou 1 cs d'huile

- Les légumes verts :
    - salade, cresson, endives, oseille, concombre, courgettes, radis, cornichon, brocolis, chou vert, épinards, céleri, champignons, tomates, citron, navets, poivrons, chou-fleur, aubergines, poireaux, haricots verts, potiron, carottes, salsifis, oignons, artichauts ; *à volonté !*
- 1 yaourt Sojasun nature ou aromatisé

Boisson : eau, café, thé, tisane

Un repas libre dans la semaine :
Tout est permis y compris entrée, dessert, apéritif et vin

Exemple 8

Sexe	Féminin
Activité sportive	Step-LIA renforcement musculaire
Poids de départ	70 kg
Perte de poids	5 kg

- *Métabolisme de base (kcal) :*
  1287.40 + Coefficient d'activité = **1802.36 kcal**
- *Besoins quotidiens en protéines/kg de poids de corps :*
  108 g soit 432 kcal
- *Besoins quotidiens en lipides/kg de poids de corps :*
  60 g soit 540 kcal
- *Besoins quotidiens en glucides/kg de poids de corps :*
  207.59 g soit 830.36 kcal

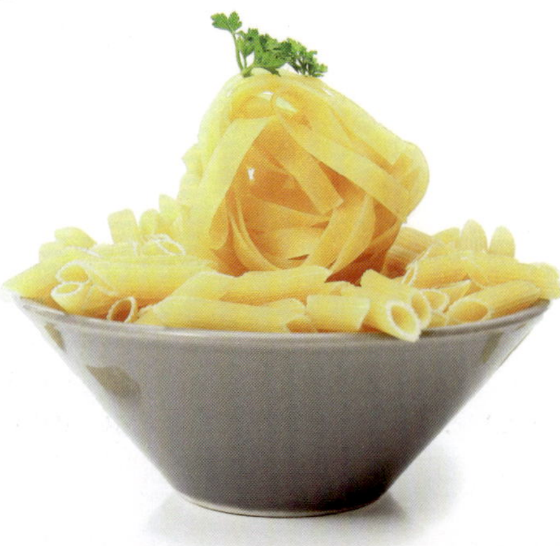

Exemple 8 / Semaine 1

Petit déjeuner :

- 45 à 60 g de jambon
- 100 g de pain complet
- 10 g margarine 55 % Fruit d'or ou 2 cc d'huile d'olive ou de colza
- 100 g d'œuf au plat ou blanc d'œuf

Boisson : café, thé, tisane, eau plate, eau pétillante à volonté

Collation :

- 100 g de fromage blanc
- 1 barre de céréales Fitness au chocolat

Déjeuner :

Cette semaine : viandes blanches

- 180 g de viande minimum (pesée crue) ;
  à toutes les sauces : ne pas consommer plus de 1 cs de sauce (huile de colza, d'olive, Isio 4…)
- Les féculents :
  - quinoa, riz, pâtes, semoule, pommes de terre, 8 cs (cuits)

Boisson : eau, café, thé, tisane

Collation après-midi :

- 30 g de chocolat noir ou 6 noix ou 2 cs de graines oléagineuses + 2 cs de fruits secs ou 1 jus de fruits frais (variés)

Dîner :

Semaine des poissons au choix ou crustacés

- Minimum 160 g (pesé cru) ; à toutes les sauces :
  ne pas consommer plus de 2 cs de sauce ou 1 cs d'huile
- Les légumes verts au choix, 4 à 6 cs
  - Chou vert, chou rouge, brocolis, endives
- 1 assiette plate de salade verte
- 1 glace (2 boules) ou 200 g de fromage blanc

Boisson : eau, café, thé, tisane

Un repas libre dans la semaine :
Tout est permis y compris entrée, dessert, apéritif et vin

Exemple 8 / Semaine 2

Petit déjeuner :

- 45 à 60 g de jambon
- 100 g de pain complet
- 10 g de margarine 55 % Fruit d'or ou 2 cc d'huile d'olive ou de colza
- 100 g d'œuf au plat ou blanc d'œuf

Boisson : café, thé, tisane, eau plate, eau pétillante à volonté

Collation :

- 100 g de fromage blanc
- 1 barre de céréales Fitness au chocolat

Déjeuner :

Cette semaine : viande rouge ou viande blanche ou poisson

- 150 g de viande minimum (pesée crue) ; à toutes les sauces : ne pas consommer plus de 1 cs de sauce (huile de colza, d'olive, Isio 4...)
- Féculents secs : (4 à 8 cs)
  - Lentilles, haricots blancs, cocos, Soissons, rouges, pois cassés, pois chiches

Boisson : eau, café, thé, tisane

Collation après-midi :

- 30 g de chocolat noir ou 6 noix ou 2 cs de graines oléagineuses + 2 cs de fruits secs ou 1 jus de fruit frais (variés) ou
- 1 fruit cuit

Dîner :

Semaine des poissons au choix

- Minimum 150 g (pesé cru) ; à toutes les sauces à condition de ne pas consommer plus de 2 cs de sauce ou 1 cs d'huile
- Les légumes verts : 3 à 4 cs
- Suggestion de la semaine :
  - Fenouil, céleri branche, asperges, poireaux
  - Champignons de paris, cèpes
- 1 glace (2 boules) ou 200 g de fromage blanc

Boisson : eau, café, thé, tisane

Un repas libre dans la semaine :
Tout est permis y compris entrée, dessert, apéritif et vin

Exemple 9

Sexe	Féminin
Activité sportive	Sport de force
Poids de départ	102 kg
Perte de poids	17 kg

- *Métabolisme de base (kcal) :*
1558.77 + Coefficient d'activité = **3273.42 kcal**
- *Besoins quotidiens en protéines/kg de poids de corps :*
184.80 g soit 739.20 kcal
- *Besoins quotidiens en lipides/kg de poids de corps :*
85 g soit 765 kcal
- *Besoins quotidiens en glucides/kg de poids de corps :*
442.30 g soit 1769.22 kcal

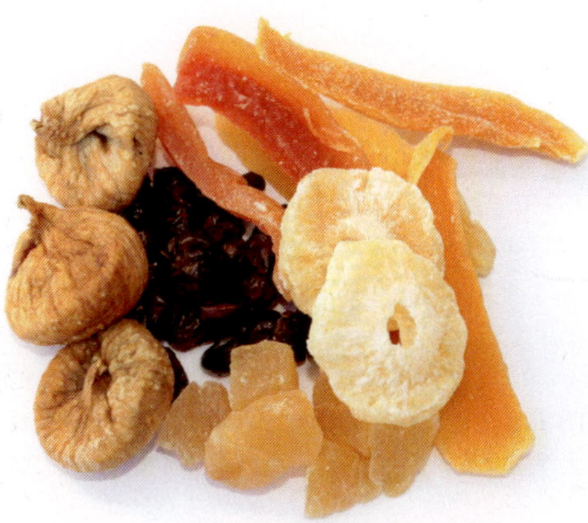

Exemple 9 / Semaine 1

Petit déjeuner :

- 80 g de fromage (au choix) ou jambon ou poulet
- 80 g de pain complet
- 10 g de margarine 55 % Fruit d'or ou 2 cc d'huile d'olive ou de colza

Boisson : café, thé, tisane, eau plate, eau pétillante à volonté

Collation :

- 100 g de fromage blanc + 1 fruit

Déjeuner :

Cette semaine : viande blanche

- 200 g de viande blanche (pesée crue) ; à toutes les sauces : ne pas consommer plus de 2 cs de sauce (huile de colza, d'olive, Isio 4…)
- Les féculents :
  - quinoa (peut être remplacé par le riz complet ou les pâtes complètes), 6 cs (cuits)

Boisson : eau, café, thé, tisane

Collation après-midi :

- 30 g de chocolat noir ou 6 noix ou 2 cs de graines oléagineuses + 2 cs de fruits secs ou 1 jus de fruit frais (variés)

Dîner :

Semaine des poissons

- 160 g minimum (pesé cru) ; à toutes les sauces : ne pas consommer plus de 2 cs de sauce
- 30 g de fromage + 1 tranche de pain
- Les légumes verts : 4 à 6 cs
  - Chou vert, chou rouge, brocolis, endives
- 1 assiette plate de salade verte

Boisson : eau, café, thé, tisane

Un repas libre dans la semaine :
Tout est permis y compris, entrée, dessert, apéritif et vin

Exemple 9 / Semaine 2

Petit déjeuner :

- 80 g de fromage (au choix) ou jambon ou poulet
- 80 g de pain complet
- 10 g de margarine 55 % Fruit d'or ou 2 cc d'huile d'olive ou de colza

Boisson : café, thé, tisane, eau plate, eau pétillante à volonté

Collation :

- 100 g de fromage blanc + 1 fruit

Déjeuner :

Cette semaine : viande rouge ou viande blanche ou poisson

- 150 g minimum (pesé cru) ; à toutes les sauces : ne pas consommer plus de 2 cs de sauce (huile de colza, d'olive, Isio 4...)
- Féculents secs : 6 cs

Suggestion de la semaine :

  - Lentilles, haricots blancs, cocos, Soissons, rouges, pois cassés, pois chiches

- 1 yaourt au choix

Boisson : eau, café, thé, tisane

Collation après-midi :

- 30 g de chocolat noir ou 6 noix ou 2 cs de graines oléagineuses + 2 cs de fruits secs ou 1 jus de fruits frais (variés) ou
- 1 fruit cuit

Dîner :

Semaine des poissons

- 150 g minimum (pesé cru) ; à toutes les sauces à condition de ne pas consommer plus de 1 cs de sauce
- Les légumes verts : 3 à 4 cs

Suggestion de la semaine :

  - Fenouil, céleri branche, asperges, poireaux, champignons de paris, cèpes
  - Tomates, haricots verts
  - 200 g de fromage blanc

Boisson : eau, café, thé, tisane

Un repas libre dans la semaine :
Tout est permis y compris entrée, dessert, apéritif et vin

Exemple 10

Sexe	Féminin
Activité sportive	Aucune
Poids de départ	112 kg
Perte de poids	15 kg

- *Métabolisme de base (kcal) :*
1676.00 + Coefficient d'activité = **1843.60 kcal**
- *Besoins quotidiens en protéines/kg de poids de corps :*
160 g soit 640 kcal
- *Besoins quotidiens en lipides/kg de poids de corps :*
100 g soit 900 kcal
- *Besoins quotidiens en glucides/kg de poids de corps :*
75.90 g soit 303.60 kcal

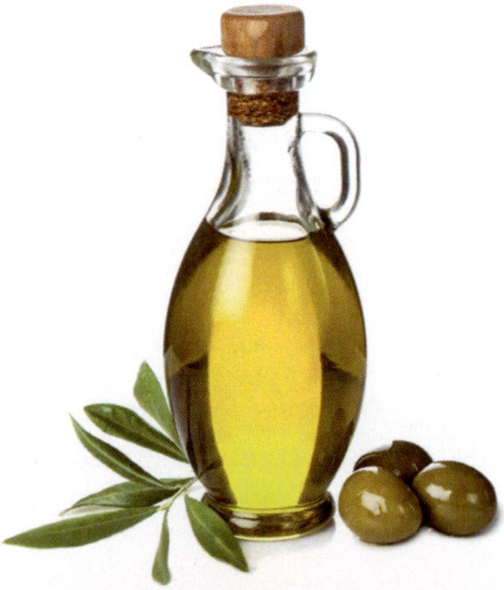

Petit déjeuner :

- 2 tranches de jambon ou poulet ou 40 à 50 g de pâté de campagne ou jambon de Bayonne ou
- 6 tranches de bacon ou de viande des Grisons
- 50 g de pain (1 petit pain à l'unité)
- 10 g de margarine 55 % Fruit d'or ou 2 cc d'huile d'olive ou de colza
- Si pâté : pas de beurre

Boisson : café, thé, tisane, eau plate, eau pétillante à volonté

Collation :

1 jus de fruits rouges

Déjeuner :

Cette semaine : viande blanche ou rouge

- 150 g de viande (pesée crue) minimum ; à toutes les sauces : ne pas consommer plus de 2 cs de sauce (huile de colza, d'olive, Isio 4...)

Alterner 1 jour sur 3 :

- Les féculents :
  - pommes de terre, riz, pâtes, quinoa : 100 g (4 cs)
- Légumineuses : 4-5 cs (une petite boîte)
- Les légumes verts :
  - salade, cresson, endives, oseille, concombre, courgettes, radis, cornichons, brocolis, chou vert, épinards, céleri, champignons, tomates, citron, navet, poivrons, chou-fleur, aubergines, poireaux, haricots verts, potiron, carottes, salsifis, oignons, artichauts ; *à volonté !*

Boisson : eau, café, thé, tisane

Collation après-midi :

- 30 g de chocolat noir ou 30 amandes + 100 à 200 g de compote

Dîner :

Semaine des poissons au choix

- 120 g (pesé cru) minimum ; à toutes les sauces à condition de ne pas consommer plus de 2 cs de sauce
- Les légumes verts : 4 à 6 cs
- 1 yaourt Sojasun nature ou aromatisé
- Salade verte

Boisson : eau, café, thé, tisane

Un repas libre dans la semaine :
Tout est permis y compris entrée, dessert, apéritif et vin

Exemple 10 / Semaine 2

Petit déjeuner :

- 2 tranches de jambon ou poulet ou 40 à 50 g de pâté de campagne ou jambon de Bayonne ou
- 6 tranches de bacon ou de viande des Grisons
- 50 g de pain (1 petit pain à l'unité)
- 10 g de margarine 55 % Fruit d'or ou 2 cc d'huile d'olive ou de colza

Si pâté : pas de beurre

Boisson : café, thé, tisane, eau plate, eau pétillante à volonté

Collation :

- 1 jus de fruits rouges

Déjeuner :

Cette semaine : viande rouge ou viande blanche ou poisson

- 120 g de viande (pesée crue) ou 150 g de poisson minimum ; à toutes les sauces : ne pas consommer plus de 2 cs de sauce (huile de colza, d'olive, Isio 4…)
- Féculents secs : (6 cs)
  - Lentilles, haricots blancs, cocos, Soissons, rouges, pois cassés, pois chiches
- 100 g de fromage blanc nature ou aromatisé

Boisson : eau, café, thé, tisane

Collation après-midi :

- 30 g de chocolat noir + fruits à volonté

Dîner :

Semaine des poissons : au choix ou viande blanche ou omelette (3 à 4 œufs)

- 150 g (pesé cru) minimum ; à toutes les sauces à condition de ne pas consommer plus de 1 cs de sauce
- Les légumes verts :
  - salade, cresson, endives, oseille, concombre, courgettes, radis, cornichons, brocolis, chou vert, épinards, céleri, champignons, tomates, citron, navet, poivrons, chou-fleur, aubergines, poireaux, haricots verts, potiron, carottes, salsifis, oignons, artichauts : *à volonté !*

Boisson : eau, café, thé, tisane

Un repas libre dans la semaine :
Tout est permis y compris entrée, dessert, apéritif et vin

Exemple 11

Sexe	Masculin
Activité sportive	Sport de combat
Poids de départ	65 kg
Perte de poids	5 kg

- *Métabolisme de base (kcal) :*
1524.43 + Coefficient d'activité = **3048.86 kcal**
- *Besoins quotidiens en protéines/kg de poids de corps :*
144 g soit 576 kcal
- *Besoins quotidiens en lipides/kg de poids de corps :*
60 g soit 540 kcal
- *Besoins quotidiens en glucides/kg de poids de corps :*
302.5 g soit 1932.86 kcal

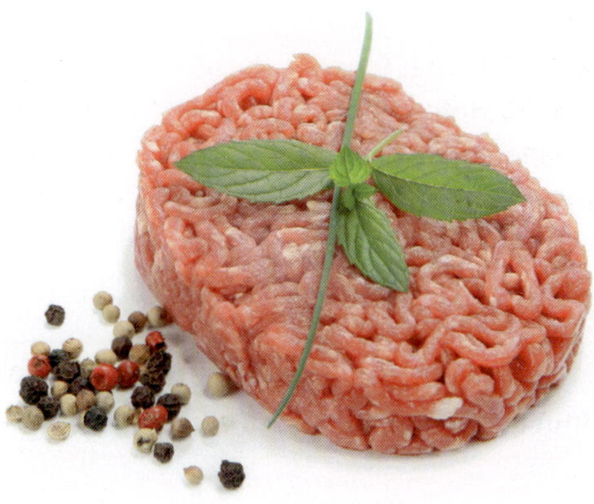

Exemple **11** / Semaine **1**

Petit déjeuner :

- 60 g de jambon
- 80 à 100 g de pain complet, noir, blanc
- 10 g de margarine 55 % Fruit d'or ou 2 cc d'huile d'olive ou de colza
- 100 g d'œuf au plat ou blanc d'œuf/100g de fromage blanc
- 20 amandes

Boisson : café, thé, tisane, eau plate, eau pétillante à volonté

Collation :

100 g de fromage blanc et/ou 1 banane non mûre ou autre fruit

Déjeuner :

Cette semaine : viande blanche

- 170 g minimum (pesée crue) ; à toutes les sauces :
  ne pas consommer plus de 1 cs de sauce
  (huile de colza, d'olive, Isio 4...)
- Les féculents :
  - quinoa (peut être remplacé par le riz complet ou les pâtes complètes) 4 cs (cuits)

Boisson : eau, café, thé, tisane

Collation après-midi :

- 30 g de chocolat noir
  ou 2 cs de graines oléagineuses
  + 2 cs de fruits secs ou 1 jus de fruits

► ou 1 pain au Chocolat 2 fois dans la semaine

Dîner :

- + 4 cs de féculents (privilégier riz et pommes de terre)

Semaine des poissons :

- 170 g (pesé cru) minimum ; à toutes les sauces :
  ne pas consommer plus de 1 cs de sauce
- Les légumes verts : 4 à 6 cs
  - Chou vert, chou rouge
  - Brocolis, endives, tomates
- 1 assiette plate de salade verte
- 1 yaourt au choix nature ou aromatisé

Boisson : eau, café, thé, tisane

Un repas libre dans la semaine :
Tout est permis y compris entrée, dessert, apéritif et vin

Petit déjeuner :

- 60 g de jambon
- 100 g de pain complet
- 10 g de margarine 55 % Fruit d'or ou 2 cc d'huile d'olive ou colza
- 100 g d'œuf au plat ou blanc d'œuf ou fromage blanc
- 20 amandes

Boisson : café, thé, tisane, eau plate, eau pétillante à volonté

Collation :

- 100 g de fromage blanc 0 % et/ou 1 banane non mûre ou autre fruit

Déjeuner :

Cette semaine : viande rouge ou viande blanche ou poisson

- 160 g minimum (pesée crue) ; à toutes les sauces : ne pas consommer plus de 1 cs de sauce (huile de colza, d'olive, Isio 4…)
- Féculents secs : 4 cs
  - Lentilles, haricots blancs, cocos, Soissons, rouges
  - Pois cassés, pois chiches

Boisson : eau, café, thé, tisane

Collation après-midi :

- 30 g de chocolat noir ou cs de graines oléagineuses + 2 cs de fruits secs ou 1 jus de fruits frais (variés) ou
- 1 fruit cuit, 100 g de compote

1 pizza 1 fois dans la semaine hors repas Libre

Dîner :

- + 4 cs de féculents (privilégier riz et pommes de terre)

Semaine des poissons ou crustacés

- 170 g (pesé cru) minimum ; à toutes les sauces : ne pas consommer plus de 1 cs de sauce
- Les légumes verts : 3 à 4 cs
  - Fenouil, céleri branche, asperges, poireaux, tomates, champignons de paris
- 100 g de fromage blanc 0 % ou 2 à 3 boules de sorbet

Boisson : eau, café, thé, tisane

Un repas libre dans la semaine :
Tout est permis y compris entrée, dessert, apéritif et vin

Exemple 12

Sexe	Masculin
Activité sportive	Sport de combat
Poids de départ	68 kg
Perte de poids	2 kg

- *Métabolisme de base (kcal) :*
  1944.57 + Coefficient d'activité = **3500.22 kcal**
- *Besoins quotidiens en protéines/kg de poids de corps :*
  158.40 g soit 633.60 kcal
- *Besoins quotidiens en lipides/kg de poids de corps :*
  66 g soit 594 kcal
- *Besoins quotidiens en glucides/kg de poids de corps :*
  568.15 g soit 2272.62 kcal

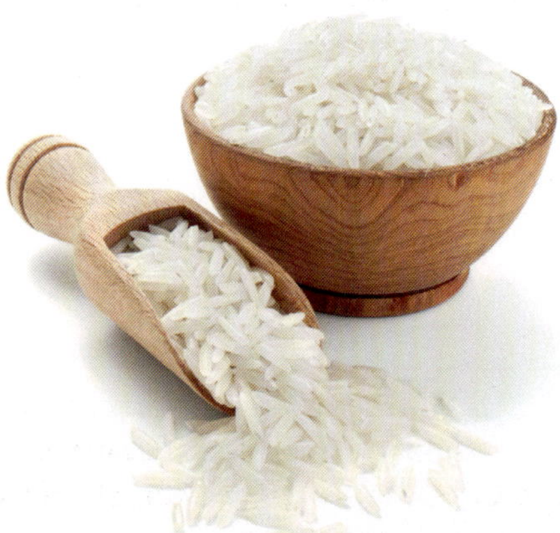

Exemple 12 / Semaine 1

Petit déjeuner :

- 60 g de jambon
- 80 à 100 g de pain complet, noir, blanc
- 10 g de margarine 55 % Fruit d'or ou 2 cc d'huile d'olive ou de colza
- 100 g d'œuf au plat ou blanc d'œuf
- 20 amandes

Boisson : café, thé, tisane, eau plate, eau pétillante à volonté

Collation :

- 100 g fromage blanc et/ou 1 banane non mûre ou autre fruit

Déjeuner :

Cette semaine : porc ou viande blanche

- 165 g (pesée crue) minimum ; à toutes les sauces : ne pas consommer plus de 1 cs de sauce (huile de colza, d'olive, Isio 4…)
- Les féculents :
  - pommes de terre : 4 à 8 cs (sautées, cuites à la vapeur, à l'eau ou purée)

Boisson : eau, café, thé, tisane

Collation après-midi :

- 30 g de chocolat noir ou 2 cs de graines oléagineuses + 2 cs de fruits secs ou 1 jus de fruits frais

► ou 1 pain à l'unité (50-60 g) + 4 carrés de chocolat noir

Dîner :

+ 4 cs de féculents (privilégier riz et pommes de terre)

Cette semaine : viande blanche

- 170 g (pesée crue) minimum ; à toutes les sauces à condition de ne pas consommer plus de 1 cs de sauce
- Les légumes verts : 3 à 4 cs

Suggestion de la semaine :

  - Tomates, artichauts, aubergines
  - Concombres, courgettes
  - Chou-fleur, poireaux

Boisson : eau, café, thé, tisane

Un repas libre dans la semaine :
Tout est permis y compris entrée, dessert, apéritif et vin

Exemple 12 / Semaine 2

Petit déjeuner :

- 60 g de jambon
- 50 g de pain complet
- 10 g de margarine 55 % Fruit d'or ou 2 cc d'huile d'olive ou de colza
- 100 g d'œuf au plat ou blanc d'œuf
- 20 amandes

Boisson : café, thé, tisane, eau plate, eau pétillante à volonté

Collation :

100 g de fromage blanc

Déjeuner :

Cette semaine : viande blanche ou rouge

- 170 g minimum (pesée crue) ; à toutes les sauces :
  ne pas consommer plus de 1 cs de sauce
  (huile de colza, d'olive, Isio 4…)
- Féculents secs : 4 à 8 cs
  - Petits pois, flageolets, lentilles

Boisson : eau, café, thé, tisane

Collation après-midi :

- 30 g de chocolat noir ou 2 cs de graines oléagineuses
  + 3-4 cs de fruits frais

Dîner :

- + 4 cs de féculents (privilégier riz et pommes de terre)

Cette semaine : fruits de mer

- Minimum 170 g ; à toutes les sauces :
  ne pas consommer plus de 1 cs de sauce
- Les légumes verts : 3 à 4 cs
  - Poireaux, céleri, carottes cuites
  - Salsifis, topinambours
- 100 g de fromage blanc

Boisson : eau, café, thé, tisane

Un repas libre dans la semaine :
Tout est permis y compris entrée, dessert, apéritif et vin

Exemple 13

Sexe	Masculin
Activité sportive	Course à pied
Poids de départ	78 kg
Perte de poids	8 kg

- *Métabolisme de base (kcal) :* 1591.66 + Coefficient d'activité = **2228.32 à 2546.65 kcal**
- *Besoins quotidiens en protéines/kg de poids de corps :* **112 g soit 448 kcal**
- *Besoins quotidiens en lipides/kg de poids de corps :* **65 g soit 585 kcal**
- *Besoins quotidiens en glucides/kg de poids de corps :* **298.83 g soit 1195.32 kcal**

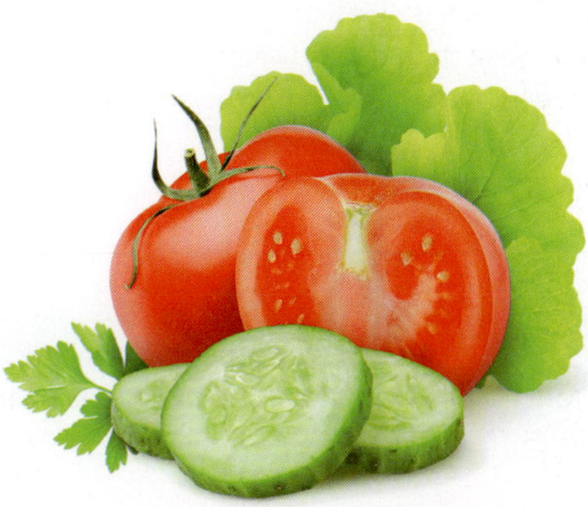

Exemple 13 / Semaine 1

Petit déjeuner :

- 100 g de fromage blanc 20 %
- 70 à 80 g de pain
- 70 à 100 g de jambon blanc ou 2 œufs ou 60 g de fromage
- 10 g de margarine 55 % Fruit d'or
  ou 2 cc d'huile d'olive ou de colza

Boisson : café, thé, tisane, eau plate, eau pétillante à volonté

Collation :

- 1 banane non mûre ou autre fruit
  + 100 g de fromage blanc nature ou aromatisé

Déjeuner :

Cette semaine : viande blanche

- 200 g de viande blanche minimum (pesée crue) ;
  à toutes les sauces : ne pas consommer plus de 1 cs de sauce
  (huile de colza, d'olive, Isio 4...)
- Les féculents :
  - quinoa (peut être remplacé par le riz complet
    ou les pâtes complètes), 4 cs (cuits)
- 1 yaourt aux fruits ou 100 g de fromage blanc aromatisé

Boisson : eau, café, thé, tisane

Collation après-midi :

- 2 barres de céréales + 2 cs de fruits secs
  ou 1 jus de fruits ou 1 fruit

Dîner :

Semaine des poissons ou crustacés

- 150 g (pesé cru) minimum ; à toutes les sauces :
  ne pas consommer plus de 1 cs de sauce
- Les légumes verts : 4 à 6 cs
  - Chou vert, chou rouge, tomates, poireaux, brocolis, endives
- 100 g de fromage blanc nature ou aromatisé
- 1 assiette plate de salade verte

Boisson : eau, café, thé, tisane

Un repas libre dans la semaine :
Tout est permis y compris entrée, dessert, apéritif et vin

Exemple **13** / Semaine **2**

Petit déjeuner :

- 100 g de fromage blanc 20 %
- 70 à 80 g de pain
- 70 à 100 g de jambon blanc ou 2 œufs ou 60 g de fromage
- 10 g de margarine 55 % Fruit d'or
  ou 2 cc d'huile d'olive ou de colza

Boisson : café, thé, tisane, eau plate, eau pétillante à volonté

Collation :

- 1 banane non mûre ou autre fruit
  + 100 g de fromage blanc nature ou aromatisé

Déjeuner :

Cette semaine : viande rouge ou poisson (ou 8 sashimi saumon)

- 180 g (pesé cru) ; à toutes les sauces : ne pas consommer
  plus de 1 cs de sauce (huile de colza, d'olive, Isio 4...)
- Les féculents :
  - pommes de terre, 4 cs
    (sautées, cuites à la vapeur, à l'eau ou purée)
- 200 g de fromage blanc aromatisé ou non

Boisson : eau, café, thé, tisane

Collation après-midi :

- 2 barres de céréales + 2 cs de fruits secs
  ou 1 jus de fruits ou 100 g de compote

Dîner :

Cette semaine : viande blanche

- 150 g (pesée crue) minimum ; à toutes les sauces :
  ne pas consommer plus de 1 cs de sauce
- Les légumes verts : 3 à 4 cs

Suggestion de la semaine :

  - Tomates, artichauts, aubergines
  - Courgettes, chou-fleur, poireaux

- 2 boules de sorbet ou 300 g de fromage blanc nature ou aromatisé

Boisson : eau, café, thé, tisane

Un repas libre dans la semaine :
Tout est permis y compris entrée, dessert, apéritif et vin

Exemple **14**

Sexe	Masculin
Activité sportive	Sport de force
Poids de départ	88 kg
Perte de poids	7 kg

- *Métabolisme de base (kcal) :*
  1588.44 + Coefficient d'activité = **3176.88 kcal**
- *Besoins quotidiens en protéines/kg de poids de corps :*
  192 g soit 768 kcal
- *Besoins quotidiens en lipides/kg de poids de corps :*
  96 g soit 864 kcal
- *Besoins quotidiens en glucides/kg de poids de corps :*
  386.22 g soit 1544.88 kcal

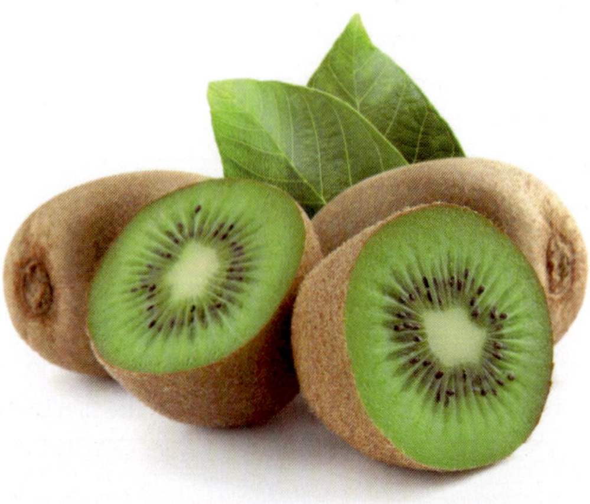

Exemple 14 / Semaine 1

Petit déjeuner :

- 1 yaourt Sojasun
- 50 à 100 g de pain (1 à 2 petits pains à l'unité)
- 2 tranches de jambon blanc ou 2 œufs
- 10 g de margarine 55 % Fruit d'or ou 2 cc d'huile d'olive ou de colza

Boisson : café, thé, tisane, eau plate, eau pétillante à volonté

Collation :

- 1 yaourt Sojasun nature ou aromatisé

Déjeuner :

Cette semaine : viande blanche à l'honneur

- 170 g minimum de viande blanche (pesée crue) ; à toutes les sauces : ne pas consommer plus de 2 cs de sauce (huile de colza, d'olive, Isio 4…)
- Les féculents :
  - Quinoa ou riz, 4 à 6 cs (cuits)
- 1 yaourt Sojasun

Boisson : eau, café, thé, tisane

Collation après-midi :

- 60 g de chocolat ou 2 cs d'amandes + 2 cs de fruits secs ou 1 jus de fruits

Dîner :

Si entraînement, remplacer les légumes cuits par 4 à 6 cs de légumineuses

Semaine des poissons

- 170g minimum (pesé cru) ; à toutes les sauces : ne pas consommer plus de 2 cs de sauce
- Les légumes verts : 4 à 6 cs

Suggestion de la semaine :

- Chou vert, chou rouge
- Brocolis, endives

- 1 Sojasun
- 1 assiette plate de salade verte

Boisson : eau, café, thé, tisane

Un repas libre dans la semaine :
Tout est permis y compris entrée, dessert, apéritif et vin

Exemple 14 / Semaine 2

Petit déjeuner :

- 1 yaourt Sojasun
- 50 à 70 g de pain (1 petit pain à l'unité)
- 2 tranches de jambon blanc ou 2 œufs
- 10 g de margarine 55 % Fruit d'or
  ou 2 cc d'huile d'olive ou de colza

Boisson : café, thé, tisane, eau plate, eau pétillante à volonté

Collation :

- 1 yaourt Sojasun nature ou aromatisé

Déjeuner :

Cette semaine : viande rouge

- 180 g minimum (pesée crue) ; à toutes les sauces :
  ne pas consommer plus de 2 cs de sauce
  (huile de colza, d'olive, Isio 4...)
- Les féculents : semaine des féculents sec, 4 cs (une petite boîte)
  - Lentilles, haricots blancs, cocos, Soissons, rouges
  - Pois cassés, pois chiches

Boisson : eau, café, thé, tisane

Collation après-midi :

- 30 à 40 g de chocolat ou 2 cs d'amandes + 2 cs de fruits secs
  ou 200 g de compote

Dîner :

Si entraînement, remplacer les légumes cuits
par 4 à 6 cs de légumineuses
Semaine des poissons :

- 180 g (pesé cru) minimum ; à toutes les sauces :
  ne pas consommer plus de 1 à 2 cs de sauce
- Les légumes verts : 4 à 8 cs
  - Fenouil, céleri branche, asperges, poireaux,
    champignons de paris, cèpes
  - Trompettes, pleurotes, poireaux, tomates
- 1 yaourt Sojasun aux fruits

Boisson : eau, café, thé, tisane

Un repas libre dans la semaine :
Tout est permis y compris entrée, dessert, apéritif et vin

Exemple 15

Sexe	Masculin
Activité sportive	Athlétisme
Poids de départ	90 kg
Perte de poids	4 kg

- *Métabolisme de base (kcal) :*
1996.68 + Coefficient d'activité = **3594.02 kcal**
- *Besoins quotidiens en protéines/kg de poids de corps :*
154.80 g soit 619.2 kcal
- *Besoins quotidiens en lipides/kg de poids de corps :*
86 g soit 774 kcal
- *Besoins quotidiens en glucides/kg de poids de corps :*
550.20 g soit 2200.82 kcal

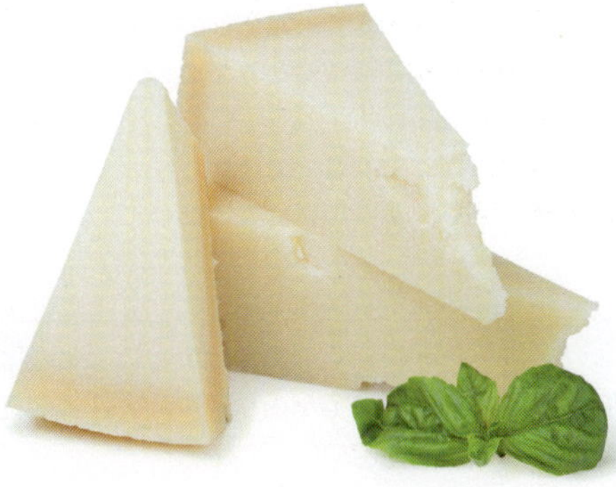

Exemple 15 / Semaine 1

Petit déjeuner :

- 100 g de fromage blanc ou 60 g de fromage (au choix)
- 4 cs d'œufs brouillés ou 2 œufs
- 100 g de pain (équivalent d'un petit pain type resto)
- 10 à 12.5 g de beurre frais (1 carré) ou 1 cc d'huile d'olive

Boisson : café, thé, tisane, eau plate, eau pétillante à volonté

Collation :

- 1 jus de fruits (de préférence rouges) facultatif

Déjeuner :

Cette semaine : viande blanche

- 170 g minimum de viande blanche (pesée crue) ; à toutes les sauces, à condition de ne pas consommer plus de 2 cs de sauce ou 1 à 2 cs d'huile
- Les féculents :
  - Quinoa, 4 à 5 cs (ou pâtes ou riz)
- 1 portion de fromage à pâte dure ou emmental + 1 tranche de pain (facultatif)

Boisson : eau, café, thé, tisane

Collation après-midi :

- 30 g de chocolat noir (ou 1 barre de céréales) + 1 jus de fruits frais (variés)

Dîner :

Le jour des entraînements,
3 à 4 cs de légumineuses (peu ou pas de légumes cuits)
Semaine des poissons

- 170 g (pesé cru) minimum ; à toutes les sauces : ne pas consommer plus de 1 cs d'huile
- Les légumes verts : 5 à 6 cs (ou autres légumes cuits)
  - Chou vert, chou rouge, brocolis, endives
- 1 yaourt nature ou 100 g de fromage blanc nature ou aromatisé ou 1 yaourt Sojasun
- 1 assiette plate de salade verte

Boisson : eau, café, thé, tisane

Un repas libre dans la semaine :
Tout est permis y compris entrée, dessert, apéritif et vin

Exemple **15** / Semaine **2**

Petit déjeuner :

- 100 g de fromage blanc ou 60 g de fromage (au choix)
- 4 cs d'œufs brouillés ou 2 œufs
- 100 g de pain (équivalent d'un petit pain type resto)
- 10 à 12.5 g de beurre frais (1 carré) ou 1 cc d'huile d'olive

Boisson : café, thé, tisane, eau plate, eau pétillante à volonté

Collation :

- 1 jus de fruits (de préférence rouges) facultatif

Déjeuner :

Cette semaine : viande rouge

- 170 g minimum de viande rouge (pesée crue) ; à toutes les sauces : ne pas consommer plus de 2 cs de sauce ou 1 cs d'huile
- Féculents secs : 5 à 6 cs
  - Lentilles, haricots blancs, cocos, Soissons, rouges
  - Pois cassés, pois chiches
- Si pas de féculents :
  - 5 cs de légumes cuits + 30 g de pain (morceau corbeille resto)
- 100 g de fromage blanc

Boisson : eau, café, thé, tisane

Collation après-midi :

- 30 g de chocolat noir ou 1 barre de céréales + 1 fruit cuit (100 g de compote) ou un jus de fruits

Dîner :

Le jour des entraînements,
3 à 4 cs de légumineuses (peu ou pas de légumes cuits)
Semaine des poissons :

- 170 g (pesé cru) minimum ; à toutes les sauces à condition de ne pas consommer plus de 2 cc de sauce ou 1 cs d'huile
- Les légumes verts : 3 à 4 cs (ou autres légumes cuits)
  - Fenouil, céleri branche, cèpes, asperges, poireaux
- 1 yaourt nature

Boisson : eau, café, thé, tisane

Un repas libre dans la semaine :
Tout est permis y compris entrée, dessert, apéritif et vin

Exemple 16

Sexe	Masculin
Activité sportive	Aucune
Poids de départ	94 kg
Perte de poids	14 kg

- *Métabolisme de base (kcal) :*
1812.52 + Coefficient d'activité = **2175.02 kcal**
- *Besoins quotidiens en protéines/kg de poids de corps :*
123 g soit 492 kcal
- *Besoins quotidiens en lipides/kg de poids de corps :*
82 g soit 738 kcal
- *Besoins quotidiens en glucides/kg de poids de corps :*
236.25 g soit 945.02 kcal

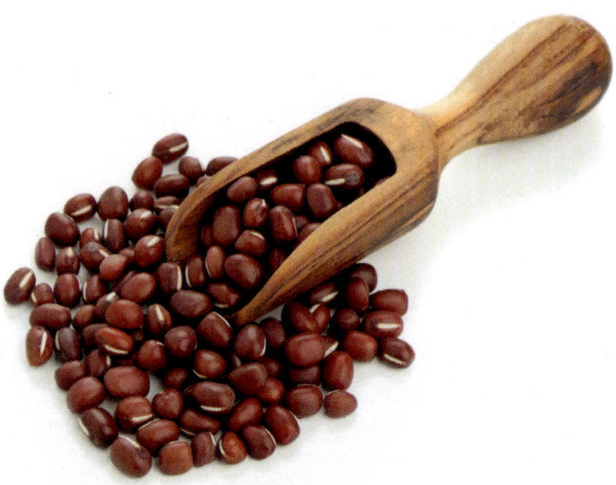

Exemple **16** / Semaine **1**

Petit déjeuner :

- 80 g de jambon (2 tranches)
- 60 g de pain
- 1 yaourt Sojasun nature ou aromatisé

Boisson : café, thé, tisane, eau plate, eau pétillante à volonté

Collation :

- 1 à 2 tranches de jambon ou poulet

Déjeuner :

Cette semaine : viande rouge ou viande blanche ou poisson

- 170 g minimum (pesée crue) ;
  à toutes les sauces : ne pas consommer plus de 1 cs de sauce

Alterner un jour sur 3 :

- Féculents secs : 5 à 6 cs
  - Lentilles
  - Haricots blancs, cocos, Soissons, rouges
  - Pois cassés, pois chiches
- Féculents :
  - Quinoa ou pâtes ou riz, 5 cs
- Les légumes verts :
  - Salade, cresson, endives, oseille, concombre, courgettes, radis, cornichons, brocolis, chou vert, épinards, céleri, champignons, tomates, citron, navets, poivrons, chou-fleur, aubergines, poireaux, haricots verts, potiron, carottes, salsifis, oignons, artichauts ; *à volonté !*
- 1 yaourt Sojasun nature ou aromatisé

Le jour des légumes cuits, dessert :
yaourt ou 30 g de fromage au choix + 30 g de pain

Collation après-midi :

- 30 g de chocolat noir
  + 1 fruit cuit (100 g de compote) ou 100 g de fruits rouges
  ou un pamplemousse ou une orange)

Dîner :

Semaine des poissons au choix ou viande blanche

- 150 à 170 g (pesé cru) minimum
  À toutes les sauces à condition de ne pas consommer
  plus de 2 cc de sauce ou 1 cs d'huile

- Les légumes verts :
  - Salade, cresson, endives, oseille, concombre, courgettes, radis, cornichons, brocolis, chou vert, épinards, céleri, champignons, tomates, citron, navets, poivrons, chou-fleur, aubergines, poireaux, haricots verts, potiron, carottes, salsifis, oignons, artichauts ; *à volonté !*
- 1 yaourt Sojasun nature ou aromatisé

Boisson : eau, café, thé, tisane

Un repas libre dans la semaine :
Tout est permis y compris entrée, dessert, apéritif et vin

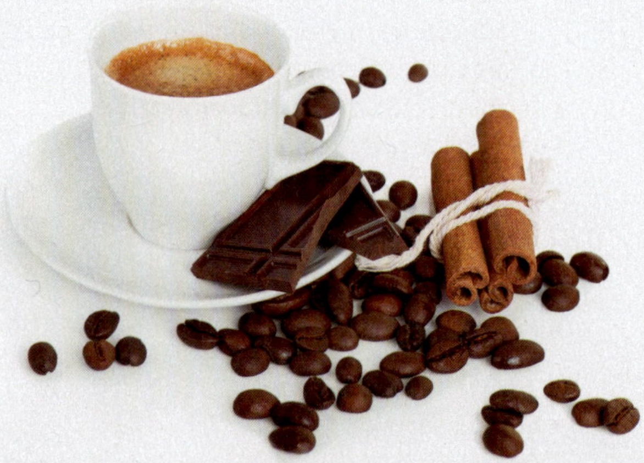

Exemple **16** / Semaine **2**

Petit déjeuner :

- 80 g de jambon (2 tranches) ou 2 œufs
- 60 g de pain
- 1 yaourt Sojasun nature ou aromatisé

Boisson : café, thé, tisane, eau plate, eau pétillante à volonté

Collation :

- 2 tranches de jambon ou poulet

Déjeuner :

Cette semaine : viande blanche ou viande rouge

- 170 g (pesée crue) ; à toutes les sauces :
  ne pas consommer plus de 2 cc de sauce ou 1 cs d'huile

Alterner 1 jour sur 3 :

- Les féculents :
  - Pommes de terre, 5 cs
    (sautées, cuites à la vapeur, à l'eau ou purée)
    ou pâtes ou riz
- Légumineuses : 5 à 6 cs
- Légumes cuits : 5 à 7 cs
  - Salade, cresson, endives, oseille, concombre, courgettes, radis, cornichons, brocolis, chou vert, épinards, céleri, champignons, tomates, citron, navets, poivrons, chou-fleur, aubergines, poireaux, haricots verts, potiron, carottes, salsifis, oignons, artichauts, betteraves
- 1 yaourt Sojasun nature ou aromatisé

Boisson : eau, café, thé, tisane

Collation après-midi :

- 2 cs de graines oléagineuses ou 30 g de chocolat noir
  + 1 fruit ou 1 verre de jus de fruits

ou bien

- 2 boules de glace/sorbet

Dîner :

Cette semaine : viande blanche ou poisson ou 5 blancs d'œufs

- 170 g minimum
  À toutes les sauces à condition de ne pas consommer plus de 2 cc de sauce ou 1 cs d'huile

- Les légumes verts : 3 à 4 cs
  - Salade, cresson, endives, oseille, concombre, courgettes, radis, cornichons, brocolis, chou vert, épinards, céleri, champignons, tomates, citron, navets, poivrons, chou-fleur, aubergines, poireaux, haricots verts, potiron, carottes, salsifis, oignons, artichauts, betteraves
- 1 yaourt Sojasun nature ou aromatisé

Boisson : eau, café, thé, tisane

Un repas libre dans la semaine :
Tout est permis y compris entrée, dessert, apéritif et vin

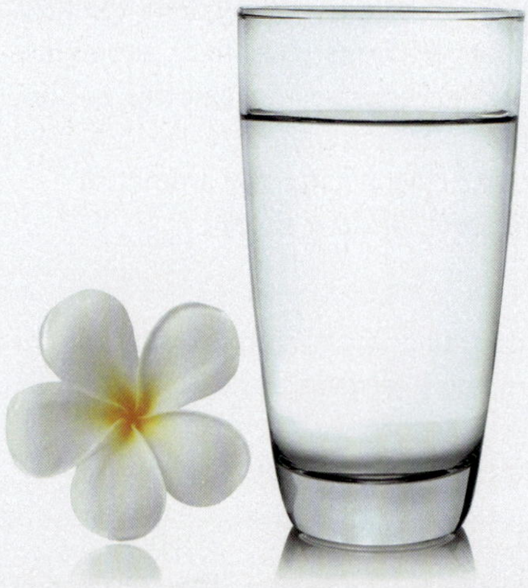

Exemple 17

Sexe	Masculin
Activité sportive	Sport de force
Poids de départ	150 kg
Perte de poids	35 kg

- *Métabolisme de base (kcal) :*
2381.42 + Coefficient d'activité = **4286.55 kcal**
- *Besoins quotidiens en protéines/kg de poids de corps :*
254 g soit 1016 kcal
- *Besoins quotidiens en lipides/kg de poids de corps :*
127 g soit 1143 kcal
- *Besoins quotidiens en glucides/kg de poids de corps :*
531.88 g soit 2127.55 kcal

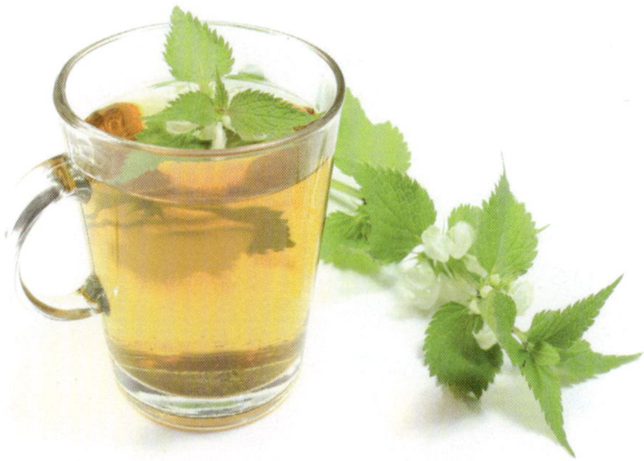

Exemple 17 / Semaine 1

Petit déjeuner :

- 1 banane (non mûre)
- 100 g de pain au choix (2 petits pains)
- 6 tranches de bacon ou 100 g de jambon blanc/ blanc de poulet/dinde ou 80 g de fromage
- 10 g margarine 55 % Fruit d'or ou 2 cc d'huile d'olive ou de colza
- 2 œufs

Boisson : café, thé, tisane, eau plate, eau pétillante à volonté

Collation :

- 2 à 3 tranches de blanc de poulet/dinde/jambon + 2 tranches de pain de mie ou 50 g de pain (1 petit pain à l'unité)

Déjeuner :

Cette semaine : viande blanche

- 180 g de viande blanche (pesée crue) : veau, lapin, volaille ; à toutes les sauces ; ne pas consommer plus de 1 cs de sauce (huile de colza, d'olive, Isio 4...)
- Les féculents :
  - Quinoa, riz, pommes de terre, semoule, 13 à 16 cs (cuits)
- Légumes cuits : 2 à 5 cs (facultatif)
- 30 g de fromage au choix + 1 tranche de pain ou 200 g de fromage blanc 20 % (nature ou aromatisé)

Boisson : eau, café, thé, tisane

Collation après-midi :

Sans entraînement et obligatoire même les jours d'entraînement

- 30 g de chocolat noir ou 2 cs de graines oléagineuses + 2 cs de fruits secs ou 1 jus de fruits frais (variés)

Dîner :

Semaine des poissons ou crustacés

- Minimum 200 g (pesé cru) ; à toutes les sauces : ne pas consommer plus de 2 cs de sauce

- Les légumes verts : 6 à 8 cs
  - Chou vert, chou rouge
  - Brocolis, endives, haricots verts, carottes, tomates
- Féculents :
  - Quinoa ou riz, 6 à 8 cs
- 100 à 200 g de fromage blanc 20 % (nature ou aromatisé)

Boisson : eau, café, thé, tisane

Un repas libre dans la semaine :
Tout est permis y compris entrée, dessert, apéritif et vin

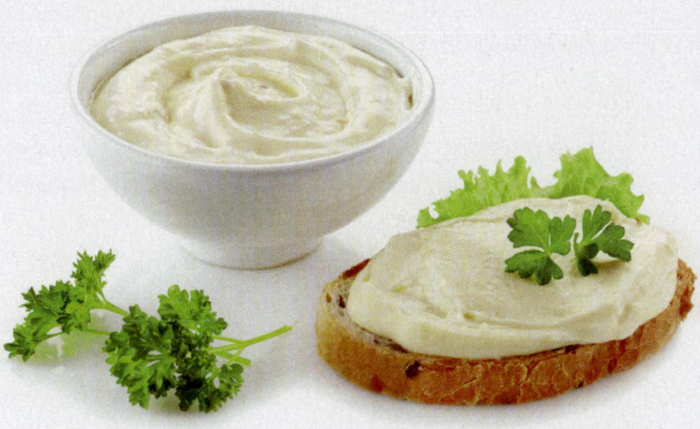

Exemple **17** / Semaine **2**

Petit déjeuner :

- 1 banane (non mûre)
- 100 g de pain au choix (2 petits pains)
- 6 tranches de bacon ou 100 g de jambon blanc/ blanc de poulet/dinde ou 80 g de fromage
- 10 g de margarine 55 % Fruit d'or ou 2 cc d'huile d'olive ou de colza
- 2 œufs

Boisson : café, thé, tisane, eau plate, eau pétillante à volonté

Collation :

- 2 à 3 tranches de blanc de poulet/dinde/jambon + 2 tranches de pain de mie ou 50 g de pain (1 petit pain à l'unité)

Déjeuner :

Cette semaine : viande rouge ou viande blanche ou poisson

- 180 g minimum (pesée crue) ; à toutes les sauces : ne pas consommer plus de 1 cs de sauce (huile de colza, d'olive, Isio 4...)
- Féculents secs : 8 cs
  - Lentilles, haricots blancs, cocos, Soissons, rouges, pois cassés, pois chiches
- 30 g de fromage + 1 tranche de pain ou 100 à 200 g de fromage blanc 20 % (nature ou aromatisé)

Boisson : eau, café, thé, tisane

Collation après-midi :

- 30 g de chocolat noir **ou** 2 cs de graines oléagineuses

+ 2 cs de fruits secs **ou** 1 jus de fruits frais (variés) **ou** 1 fruit cuit

Suggestion de la semaine :

- Pommes cuites, mandarines confites
- Fruits au sirop, compotes variées

Dîner :

Semaine des poissons :

- 200 g (pesé cru) minimum ; à toutes les sauces à condition de ne pas consommer plus de 2 cs de sauce
- Les légumes verts : 5 à 7 cs
  - Fenouil, céleri branche, asperges, poireaux, champignons, tomates, poireaux

- Féculents : pâtes ou riz ou quinoa, 6 à 8 cs
- 100 à 200 g de fromage blanc 20 % (nature ou aromatisé) ou 2 à 3 boules de sorbet

Boisson : eau, café, thé, tisane

Un repas libre dans la semaine :
Tout est permis y compris entrée, dessert, apéritif et vin

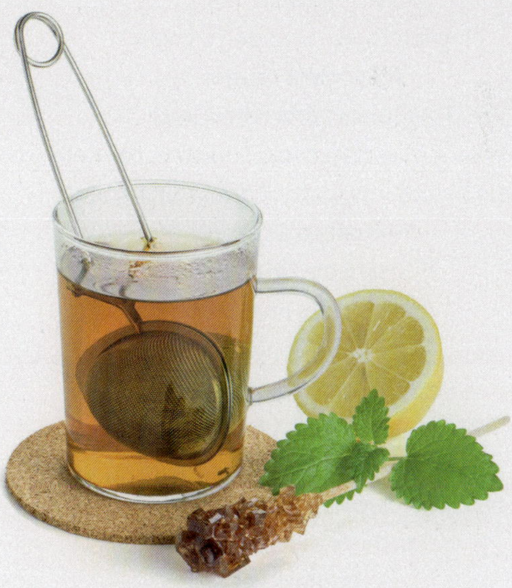

III • Fiches d'aide

On distingue trois familles de féculents de par leur constitution :

- **Les céréales**
- **Les pommes de terre**
- **Les légumes secs et légumineuses**

LÉGUME SECS/LÉGUMINEUSES	CÉRÉALES/FÉCULENTS
Fèves	Avoine
Flageolets (aussi appelés fayots)	Blé
Flageolets rouges	Maïs
Flageolets verts (chevriers)	Orge
Haricots blancs (lingots, cocos, Soissons, cannellini ou haricots blancs fins, petits haricots blancs, etc.)	Riz
	Semoule
Haricots d'Espagne	Pâtes
Haricots de Lima	Galettes (céréales soufflées)
Haricots mungo	
Haricots noirs	Pain
Haricots pinto	Pommes de Terre
Haricots rouges (petits Chili, rognons, etc.)	Quinoa
Lentilles (vertes, brunes, etc.)	
Miso (pâte fermentée fabriquée à base de haricots de soya)	
Petits pois	
Pois cassés	
Pois chiches	
Soja (aussi appelé soya, graines de soja)	
Tofu	

- **Semaine 1 : privilégier les féculents au déjeuner**
- **Semaine 2 : privilégier les légumineuses au déjeuner**
- **Semaine 3 : privilégier les féculents au déjeuner**
- **Semaine 4 : privilégier les pommes de terre**
- **Semaine 5 : privilégier les féculents au déjeuner**
- **Semaine 6 : privilégier les légumineuses au déjeuner**
- **Semaine 7 : alterner féculents/légumineuses un jour sur deux au déjeuner**
- **Semaine 8 : 3 jours de féculents/céréales, 3 jours de légumineuses, 1 jour de légumes cuits + 30 à 50 g de pain**

Pour les athlètes de haut niveau, alterner féculents/céréales et légumineuses au dîner, puis passer uniquement aux légumineuses quelques jours avant une échéance.

TABLEAU DE RÉPARTITION DES VIANDES ET POISSONS SELON LEUR APPORT EN GRAISSE

VIANDES MAIGRES	Escalope de veau (1 % de graisses saturées)
	Volailles, à consommer sans la peau : escalope de dinde (1 %) et blanc de poulet (moins de 2 %)
	Jambon blanc découenné et dégraissé (1.1 à 1.5 %)
	Jambon cru (1.7 % dégraissé)
	Beefsteak, rumsteck, faux-filet, filet (1.7 % dégraissé)
	Rôti de veau (2 %)
	Filet mignon de porc, le bacon (2 %)
	Steak haché à 5 % de matières grasses (2 %)
	Cheval (2 %)
	Côte de veau (3 %)
VIANDES MOYENNEMENT GRASSES ET ABATS	Andouillette (3.2 %)
	Gibier (de 3 % à 5 %)
	Lapin (3.5 %)
	Cuisses de volailles sans la peau (4 %)

VIANDES GRASSES	Entrecôte de bœuf (5 à 8 %)	
	Bœuf (6 %)	
	Côtelette et rôti de porc (6 %)	
	Gigot d'agneau ou de mouton (6 %)	
	Côtelette d'agneau ou de mouton (8 %)	
	Steak haché à 20 % de matières grasses (10 %)	
	Saucisse de francfort (10 %)	
	Épaule d'agneau ou de mouton (12 %)	
	Foie gras occasionnellement (17 %)	
POISSONS MAIGRES ET FRUITS DE MER	Truite de rivière	Bigorneau
	Langouste	Merlan
	Mulet	Cabillaud
	Lieu noir	Perche
	Baudroie	Limande
	Carpe	Crabe
	Coquille Saint-Jacques	Calamar
	Clam	Écrevisse
	Sèche	
POISSONS GRAS	Hareng fumé	Maquereau
	Saumon fumé	Anguille
	Saumon frais	Thon rouge
	Milandre	Anchois
	Congre	Haddock fumé
	Turbot	Sardines à l'huile
	Hareng	Thon en conserve au naturel

	DÉJEUNER	DÎNER
Sem. 1 / 5	Viandes maigres	Poissons gras
Sem. 2 / 6	Viandes rouges	Poissons maigres
Sem. 3 / 7	Viandes grasses et abats	Viandes maigres
Sem. 4 / 8	Viandes au choix	Poissons gras ou maigres ou crustacés ou fruits de mer

TABLEAU DES FRUITS ET LÉGUMES

	LÉGUMES	FRUITS
Janvier	Topinambour, brocoli, choux de Bruxelles, chou-fleur, carotte, choux, salsifis, potiron, crosne, navet, endive, oignon	Clémentine, pomme, mandarine, kiwi
Février	Betterave, topinambour, rutabaga, potiron, fenouil, choux, endive, brocoli, carotte	Citron, kiwi, poire, pomme, mandarine
Mars	Betterave, carotte, céleri, choux, oignon, endive, navet, poireau, potiron	Citron, poire, pomme, kiwi
Avril	Betterave, asperge, blette, carotte, céleri, endive, épinard, laitue, frisée, radis	Rhubarbe, pomme
Mai	Asperge, aubergine, carotte, blette, radis, tomate, salade, concombre, courgette, épinard	Rhubarbe, fraise
Juin	Asperge, artichaut, betterave, aubergine, céleri, carotte, fenouil, haricot vert, poivron	Prune, melon, fraise, cassis, cerise, abricot, framboise, mûre
Juillet	Aubergine, asperge, artichaut, fenouil, épinard, courgette, poivron, poireau, oignon, haricot vert, concombre, carotte	Brugnon, cerise, figue, abricot, cassis, framboise, groseille, nectarine, myrtille, pêche, poire, pomme, prune
Août	Aubergine, betterave, épinard, fenouil, poivron, poireau, radis, brocoli, blette	Cerise, cassis, abricot, groseille, melon, mirabelle, poire, pêche, nectarine, pruneau, myrtille
Septembre	Artichaut, aubergine, blette, brocoli, céleri, chou-fleur, épinard, radis, laitue, haricot vert, tomate, courgette, concombre	Figue, melon, mirabelle, framboise, myrtille, pêche, poire, pruneau, raisin, pomme, prune
Octobre	Potiron, radis, salade, tomate, choux, artichaut, betterave, courgette, épinard, fenouil	Coing, framboise, figue, châtaigne, raisin, pomme, poire, pêche, mûre, myrtille
Novembre	Betterave, brocoli, céleri, carotte, choux, courge, endive, épinard, navet, salade	Mandarine, poire, coing, raisin, pomme, châtaigne
Décembre	Betterave, choux, endive, navet, oignon, poireau, salsifis, topinambour	Pomme, mandarine, poire, clémentine, kiwi, châtaigne

- **Privilégier les légumes cuits au dîner**
- **Privilégier les fruits au goûter et/ou après les entraînements**

LE POUVOIR DES PLANTES

Éliminer et mincir en douceur et en respectant son corps. Les plantes peuvent être une aide précieuse pour réussir à sculpter votre corps. En voici quelques exemples :

→ LE THÉ VERT : AIDE MINCEUR

Le thé vert est principalement indiqué pour l'amincissement et l'excès de poids liés à la sédentarité. Il favorise la perte de poids grâce à la caféine qu'il contient. En effet, la présence de caféine favorise l'évacuation des graisses hors des adipocytes par stimulation enzymatique : les triglycérides de réserve sont mobilisés sous la forme d'acides gras libres facilement éliminés par l'organisme. L'extrait de thé permet d'accroître la thermogenèse (augmentation de la température corporelle).
Il va donc favoriser la combustion des graisses. Les composés phénoliques présents dans les feuilles de thé vert diminuent l'assimilation des glucides et des lipides alimentaires et limitent ainsi le nombre de calories absorbées.

→ LE GUARANA : VITALITÉ ET MINCEUR

Plante idéale pour lutter contre plusieurs facteurs, il est à la fois :

- **antistress**
- **anti fatigue et stimulant des activités physiques et cérébrales**
- **coupe-faim naturel**
- **anti diarrhéique**
- **anti grippal et analgésique**
- **anti cellulite**

Il stimule l'action de brûler les graisses stockées dans l'organisme au niveau des adipocytes. Ces plantes favorisent la désincrustation de la graisse, puis son élimination.

Il stimule la libération des catécholamines, dont l'adrénaline qui permet à l'organisme de brûler de façon plus importante les graisses. Il contient également de la caféine qui va avoir un effet coupe-faim et va diminuer la sensation de fatigue.

→ L'ANANAS : LUTTE CONTRE LA CELLULITE ET LA RÉTENTION D'EAU

Utilisé principalement pour ses propriétés désinfiltrantes, son usage est particulièrement recommandé en cas de cellulite associée à de la rétention d'eau ou à une surcharge pondérale.

En effet, la tige d'ananas contient une grande quantité de bromélaïne, enzyme protéolytique qui scinde les grosses protéines (qui sont anormalement secrétées dans certains tissus cellulitiques), accélérant ainsi leur digestion et facilitant leur évacuation.

→ LE CHARBON VÉGÉTAL : IDÉAL POUR UN VENTRE PLAT

Excellent absorbant des gaz, des bactéries et des toxines contenues dans le tube digestif, il est efficace pour les ballonnements, colites, mauvaise haleine, douleurs abdominales, goût acide au réveil. Il permet de retrouver un ventre plat.

→ LA PAPAYE : DIGESTION DIFFICILE ET CELLULITE

Elle contient un complexe enzymatique, la papaïne, qui permet d'affiner la silhouette et agit sur la cellulite. Elle va favoriser la digestion des protéines et le collagène impliqué dans la cellulite. Elle va également fractionner les pectines, sucres et lipides, et va ainsi permettre de drainer et d'évacuer les amas graisseux superflus.

→ LE PISSENLIT : DÉPURATIF

Action diurétique sûre et sans effet indésirable, il permet de nettoyer l'organisme en éliminant les toxines accumulées.

Il agit également au niveau digestif en augmentant l'écoulement de la bile et stimule le foie. Les cures de pissenlit doivent se faire à chaque changement de saison et en cas d'excès alimentaires.

PRINCIPES GÉNÉRAUX

- **Ne jamais manger moins que vos besoins.**
Manger moins entraîne la faim, la fatigue et des fluctuations de poids indésirables.
- **Ne jamais sauter de repas.**
Cela pousse le corps à stocker du sucre et entraîne la prise de poids.
- **Manger à heures fixes pour de meilleurs résultats et apprendre à structurer ses repas.**
- **Manger sainement, des produits frais, variés,**
et de façon équilibrée ; éviter les produits alimentaires industriels.
- **Être actif.**
- **Ne pas bannir les graisses ni les sucres.**
- **Des fruits au goûter et après les entraînements.**
- **Buvez 1,5 l d'eau plate, tisane, thé chaque jour ; buvez régulièrement.**

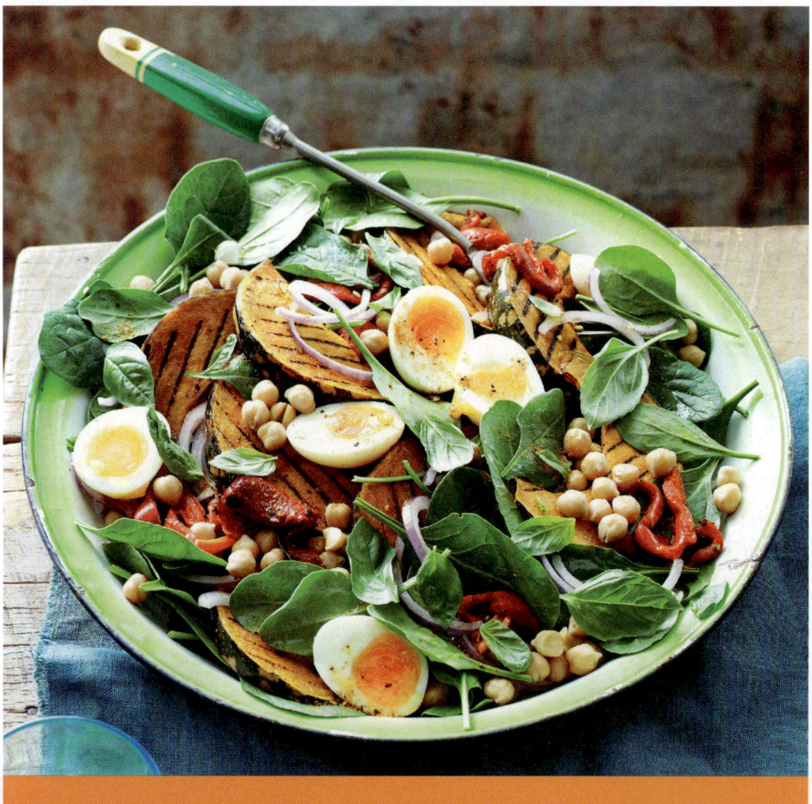

III • Répertoire alimentaire

ALIMENTS (100 g ou 100 ml)*	CALORIES	PROTIDES	LIPIDES	GLUCIDES
Abats	120	17	6	-
Abats en sauce	150 - 240	15 - 17	10 - 20	-
Ablette	90	17,5	2	0,5
Abricot	44	1	-	10
Abricot (1)	22	0,5	-	5
Abricot au sirop	72	1	-	17
Abricot jus	60	-	-	15
Abricot sec	182	4	0,6	40
Agneau cervelle	139	10	10,7	0,5
Agneau côtelette	209	15	16,5	-
Agneau épaule	289	16	25	-
Agneau épaule maigre	196	22	12	-
Agneau foie	139	21	5	2,5
Agneau gigot	216	18	16	-
Agneau langue	193	14	15	-
Agneau Ris ou thymus	106	17,5	4	-
Agneau Rognon	87	15	3	-
Agneau Selle	234	18	18	-
Agneau Viande en moyenne	280	16	24	-
Aiglefin fumé	101	23	1	-
Aiglefin ou églefin	71	17	0,3	-
Ail	135	6	0,1	27,5
Aïoli	710	1,3	78	0,7
Airelles	66	0,5	0,5	15

***Sauf indication différente.**

ALIMENTS (100 g ou 100 ml)*	CALORIES	PROTIDES	LIPIDES	GLUCIDES
Algue sèche	243	12	3	42
Amande (coquillage)	82	10	2	6
Amande (fruit sec)	580	19	54	4,5
Amandes (10)	72	2,4	6,7	0,5
Anacarde (noix)	612	19	48	26
Ananas	51	0,5	-	12
Ananas jus	54	-	-	13,5
Ananas sirop	84	0,3	0,3	20
Anchois	205	21,5	13	0,5
Andouille	222	19	16	0,3
Andouille de vire	239	19	18	0,2
Andouillette	235	18	18	0,2
Andouillette de Troyes	256	19	20	0,1
Aneth	0	-	-	-
Anguille	206	20	14	-
Anguille fumée	305	20	25	-
Anis sirop	328	-	-	82
Anisette	320	-	-	40
Apéritifs alcoolisés	160 - 250	-	-	0 - 14
Apple-pie	300	2	19	31
Arachide cacahuète	588	26	50	8,5
Arachide huile	900	-	99,9	-
Arachide pâte	610	27	50	13
Araignée de mer	95	16	3	1
Armagnac	250	-	-	-
Aromate	0	-	-	-
Artichaut	40	2	-	7,5
Aspartam	0	-	-	-
Asperge	25	2,7	0,3	3
Aubergine	19	1	0,2	3,2
Avocat	220	2	22	3,5

***Sauf indication différente.**

ALIMENTS (100 g ou 100 ml)*	CALORIES	PROTIDES	LIPIDES	GLUCIDES
Avocat (1)	550	5	55	8,7
Avoine farine	353	12	5	65
Avoine flocon	389	14	7	67,5
Avoine grains	333	12	5	60
B				
Babeurre	24	0,7	0,2	4,8
Babybel	315	22,5	25	-
Bacon filet	121	23	3	0,5
Bacon fumé	330	26	25	0,5
Baguette briochée	667	17,5	7,5	132,5
Baguette de pain	687	21	2,5	145
Balane gland de mer	73	16	0,5	1
Bambou pousse	35	2,3	0,2	6
Banane (1)	84	1	0,4	19
Banane plantain	126	1,5	-	30
Banane sèche	290	4	1	66
Baobab fruit	173	2	0,5	40
Bar (loup)	90	20	1,2	-
Barbeau	90	18	2	-
Barbue	78	15	2	-
Bardane (racine)	96	3	-	21
Barre chocolatée	489	6	25	60
Bartavelle	115	25	1,5	-
Basilic	0	-	-	-
Baudroie ou lotte	79	18	1	-
Beaufort	401	26,6	32,7	-
Bécasse	115	25	1,5	-
Becfigue	115	25	1,5	-
Belon	80	10	2	5
Bénédictine	280	-	-	10
Bernique ou bernicle	92	17	2	1,5

***Sauf indication différente.**

ALIMENTS (100 g ou 100 ml)*	CALORIES	PROTIDES	LIPIDES	GLUCIDES
Betterave fourragère	47	1,8	-	10
Beurre	750	0,7	83	0,4
Beurre 1 noix (10 g)	75	-	8,3	-
Beurre allégé	401	7	41	1
Beurre de cacahuète	610	25,5	51	12
Beurre de cacao	886	-	98	1
Biche	120	20	4	1
Bière 1 de 330 ml	115	-	-	8,5
Bière bock 33 cl	115	-	-	8,5
Bière de luxe 33 cl	150	-	-	13
Bière de table 33 cl	105	-	-	8,5
Bière s/alcool 33cl	105	-	-	16
Bifteck de cheval	110	22	2,5	-
Bifteck haché 10 %MG	168	19,5	10	-
Bifteck haché 15 %MG	207	18	15	-
Bifteck haché 20 %MG	250	17,5	20	-
Bifteck haché 5 %MG	129	21	5	-
Bigarreaux	77	1	0,5	17
Bigorneaux	135	26	1,2	5
Biscotte	407	10	7	76
Biscotte au gluten	406	20	6	68
Biscuit au amande	508	8	24	65
Biscuit au beurre	420	5,5	10	77
Biscuit au chocolat	494	7	22	67
Biscuit au noisette	508	8	24	65
Biscuit au raisin	400	6	4	85
Biscuit boudoir	316	7,5	3,5	63,5
Biscuit cuillère	400	7	7	77
Biscuit gaufrette	368	5	4	78
Biscuit gaufrette fourrée	523	5	23	74
Biscuit langue de chat	360	8	8	64

***Sauf indication différente.**

ALIMENTS (100 g ou 100 ml)*	CALORIES	PROTIDES	LIPIDES	GLUCIDES
Biscuit petit beurre	400	7	8	75
Biscuit sablé	488	7,5	20	69,5
Biscuit sec salé	448	9	12	76
Bisque de homard	86	2,5	4	10
Bisque de langoustine	99	3,5	5	10
Blanc d'œuf	45	10,3	0,1	1
Blanc d'œuf (1)	20	5	-	-
Blé farine	363	10	1	78,5
Blé germes	330	26	10	34
Blé grains	342	13	2,5	67
Blé noir sarrasin	304	10,5	2	61
Blé soufflé sucré	400	8	2	87,5
Blette ou bette	24	2	0,2	3,5
Bleu fromage	340	20	29	-
Blinis	300	10	2,3	60
Blinis (1) (60 g)	180	6	1,4	36
Bœuf à bourguignon	196	30	8,5	-
Bœuf à pot au feu	240	28,5	14	-
Bœuf aiguillette	148	28	4	-
Bœuf aloyau	266	17	22	-
Bœuf araignée	148	28	4	-
Bœuf bavette	148	28	4	-
Bœuf bifteck	148	28	4	-
Bœuf cervelle	130	10	9	2
Bœuf châteaubriand	148	28	4	-
Bœuf cœur	104	17	4	-
Bœuf côte	257	17	21	-
Bœuf culotte	242	20	18	-
Bœuf échine	257	17	21	-
Bœuf entrecôte	204	24	12	-
Bœuf épaule	216	18	16	-

***Sauf indication différente.**

ALIMENTS (100 g ou 100 ml)*	CALORIES	PROTIDES	LIPIDES	GLUCIDES
Bœuf faux-filet	166	28	6	-
Bœuf filet	180	20	11	-
Bœuf flanchet	195	19,5	13	-
Bœuf foie	129	21	4	2,2
Bœuf gîte	240	28,5	14	-
Bœuf graisse	771	1,5	85	-
Bœuf hampe	148	28	4	-
Bœuf langue	200	16	15	-
Bœuf macreuse	242	20	18	-
Bœuf noix	184	19	12	-
Bœuf onglet	148	28	4	-
Bœuf paleron	216	18	16	-
Bœuf palette	242	20	18	-
Bœuf plat de côte	242	20	18	-
Bœuf rognons	125	15	7	-
Bœuf rosbif	148	28	4	-
Bœuf rôti	148	28	4	-
Bœuf rumsteck	180	20	11	-
Bœuf tendron	240	28,5	14	-
Bœuf tournedos	180	20	11	-
Bœuf tripes	94	19	2	-
Bœuf viande en moyenne	180	20	11	-
Bolets	26	2,5	0,5	3
Bonbel	315	22,5	25	-
Bonbon	380	-	-	95
Bonbon (1)	20	-	-	5
Bonite thon	225	27	13	-
Bouchée à la reine	261	7	17	20
Bouchée à la reine (1)	464	12,5	30	36
Boudin blanc	180	10	13	6
Boudin noir	350	12	33	1

***Sauf indication différente.**

ALIMENTS (100 g ou 100 ml)*	CALORIES	PROTIDES	LIPIDES	GLUCIDES
Bouillon de légumes	18	0,5	-	4
Bouillon de poulet	22	1	0,2	4
Bouquet	98	21	1,5	-
Bourbon	250	-	-	-
Boursault	354	31	22	8
Brandade de morue	160	12	8	10
Brandy	266	-	-	14
Brème	100	16	4	-
Bretzel (1)	80	2,4	3,3	10,6
Bricks	345	10	0,5	75
Brie	330	20,5	27,5	-
Brioche	315	7,5	7,6	54
Broccio	251	22	17	2,5
Brochet	95	21,5	1	-
Brocolis	26	3	0,3	3
Brugnon (1)	40	0,7	-	9,3
Brugnon ou nectarine	54	1	-	12,5
Buccins	94	17	2,5	1
Bulots	135	26	1,2	5
C				
Cabillaud	79	18	0,5	-
Cacahuètes	588	26	50	8,5
Cacahuètes (10)	33	1,5	2,7	0,5
Cacao poudre	331	19	23	12
Cacao poudre sucré	398	6	6	80
Café liégeois (1 pot)	136	3,4	5,1	19
Café non sucré	0	-	-	-
Caille	175	19	11	-
Caillette (pâté)	227	8,5	21	1
Cake	402	5	14	64
Calamar ou encornet	83	16	1,1	2,3

*Sauf indication différente.

ALIMENTS (100 g ou 100 ml)*	CALORIES	PROTIDES	LIPIDES	GLUCIDES
Calissons	415	4	11	75
Calvados	250	-	-	-
Camembert à 30 % MG	200	25	11	-
Camembert à 40 % MG	267	24	19	-
Camembert à 45 % MG	282	21	22	-
Camembert à 50 % MG	314	20	26	-
Camembert à 60 % MG	365	17	33	-
Camomille (infusion)	0	-	-	-
Canard d'élevage	190	25	10	-
Canard sauvage	126	22	4	-
Cannelle	0	-	-	-
Cannellonis	123	5,3	5,5	13
Cannellonis à la viande	210	12	13,5	10
Cantal	366	23	30,5	-
Câpres	0	-	-	-
Carambole	70	1,4	0,5	15
Caramel	408	1,5	6	87
Caramel (1)	25	0,1	0,4	5,2
Carde ou cardon	24	2	0,2	3,5
Cardine (limande sole)	78	15	2	-
Cari ou curry	0	-	-	-
Carotte	36	1	0,3	7,2
Carotte jus	24	-	-	6
Carpe d'élevage	150	17	9	-
Carpe sauvage	90	18	2	-
Carré de l'est	318	21	26	-
Carrelet ou plie	94	19	2	-
Carthame (huile)	900	-	99,9	-
Carvi	0	-	-	-
Cassis	41	1,3	-	9
Cassis jus	20	-	-	5

*Sauf indication différente.

ALIMENTS (100 g ou 100 ml)*	CALORIES	PROTIDES	LIPIDES	GLUCIDES
Cassonade	386	0,1	0,1	96
Cassoulet en conserve	169	10	9	12
Causses	410	24	34	2
Caviar	270	25	17	4
Céleri branche	14	1	-	2,5
Céleri rave	44	2	0,2	8,5
Cerf	120	20	4	1
Cerfeuil	68	3,5	0,1	11,5
Cerise	77	1	0,5	17
Cerise des Antilles	50	0,3	-	12
Cervelas	304	12	28	1
Chabichou	344	19,5	29,5	-
Chair à saucisse	324	13	30	0,5
Champagne 1 coupe	120	-	-	1,7
Champagne brut	85	-	-	1,2
Champagne doux	120	-	-	2,2
Champignon de paris	43	4	0,3	6
Chanterelle	26	2,5	0,5	3
Chaource	293	18	24,5	-
Chapelure	385	12,5	4,6	73
Chapon	124	22	4	-
Chartreuse (liqueur)	320	-	-	40
Châtaigne	180	2	3	36,5
Chausson aux pommes	390	1,3	9,7	74
Chayotte	14	0,5	-	3
Cheddar	405	26	33,5	-
Cheeseburger (1)	406	20	26	23
Cherry	196	-	-	28
Chester	400	29	30	2
Cheval	110	22	2,5	-
Chevesne ou chevaine	85	18	1,5	-

***Sauf indication différente.**

ALIMENTS (100 g ou 100 ml)*	CALORIES	PROTIDES	LIPIDES	GLUCIDES
Chèvre (fromage frais)	201	11	17	1
Chèvre (fromage mi-sec)	326	18,5	28	-
Chèvre (fromage sec)	466	27,5	39,5	-
Chevreau	160	19	9,5	-
Chevreuil	120	22	3,5	-
Chewing-gum	154	-	-	38,5
Chewing-gum (1)	4	-	-	1
Chicorée (boisson)	0	-	-	-
Chicorée frisée	16	1,5	0,2	2,1
Chien de mer	106	24	1	-
Chili con carne	153	10	5	17
Chinchard ou saurel	121	19	5	-
Chipiron ou encornet	83	16	1,1	2,3
Chipolatas	328	14	30	0,5
Chips	582	5,5	40	50
Chocolat à croquer	550	5	30	65
Chocolat à pâtisserie	525	6	32,5	52
Chocolat à tartiner	528	7,5	30	57
Chocolat au lait	560	8	32	60
Chocolat blanc	532	6	29	62
Chocolat de ménage	557	4,5	35	56
Chocolat en poudre	410	6,5	7	80
Chocolat liégeois 1 pot	174	2,6	7,4	18,6
Chocolat noir	550	5	30	65
Chorizo	499	20	45	3,5
Chou	28	1,5	-	5
Chou brocolis	26	3	0,3	3
Chou chinois	12	1	-	2
Chou de Bruxelles	32	2,5	0,2	5
Chou farci	139	8,5	11	1,5
Chou maritime	22	1,5	0,2	3,5

***Sauf indication différente.**

ALIMENTS (100 g ou 100 ml)*	CALORIES	PROTIDES	LIPIDES	GLUCIDES
Chou-fleur	20	2	0,2	2,5
Chou-navet (rutabaga)	34	1,2	-	7
Chou rave	40	1	-	9
Chou rouge	26	1,5	0,2	4,5
Choucroute garnie	165	7	13	5
Choucroute non garnie	30	1,5	0,3	5,5
Ciboule	39	0,9	0,2	8,4
Ciboulette ou civette	28	1,1	0,2	5,5
Cidre brut	32	-	-	2,5
Cidre doux	36	-	-	6
Cigale de mer	90	17	2	-
Citron	32	-	-	7,5
Citron vert ou linette	50	0,5	-	12
Citrouille	30	1,3	-	6
Clafoutis	270	9	5	48
Clémentine	46	0,5	-	11
Clémentine (1)	32	0,3	-	7,7
Clou de girofle	0	-	-	-
Clovisse	53	11	1	-
Clovisse (12)	64	13,2	1,2	-
Coca-cola	42	-	-	10,5
Coca-cola 33 cl	138	-	-	34,5
Coca-cola light	0,3	-	-	0,1
Coca-cola light 33 cl	1	-	-	0,25
Coco (huile)	900	-	99,9	-
Coco (lait)	209	2	21	3
Coco (noix fraîche)	352	3,2	36	3,7
Coco (noix séchée)	606	5,6	62	6,4
Cœur d'animaux	122	16	6	1
Cœur de palmier	47	3	0,3	8
Cognac	250	-	-	-

***Sauf indication différente.**

ALIMENTS (100 g ou 100 ml)*	CALORIES	PROTIDES	LIPIDES	GLUCIDES
Cognac (1 de 40 ml)	100	-	-	-
Coing	28	0,3	0,2	6,3
Colin ou merlu	79	17	1,2	-
Colza (huile)	900	-	99,9	-
Compote de fruits	80	-	-	20
Comté	399	30	31	-
Concombre	14	1	-	2
Condiments	0	-	-	-
Confiseries	380	1	-	94
Confit de canard	355	14	33	0,5
Confit de foie de volaille	355	14	33	0,5
Confiture	278	0,5	-	69
Confiture (1 cuillère à soupe)	98	-	-	24,5
Confiture allégée	182	1	-	45
Confiture allégée (1 cuillère à soupe)	64	0,5	-	16
Congolais (1)	134	2	7,5	15
Coppa	290	27	20	0,5
Coprah (huile)	900	-	99,9	-
Coprins chevelus	26	2,5	0,5	3
Corn-flakes	380	8	1,4	84
Corned-beef	275	25	25	-
Courges / Courgettes	22	0,6	0,1	4,6
Couscous royal	160	9	6	17,5
Couteau	55	11	0,5	2
Crabe	99	20	1,5	1
Crabe en conserve	99	20	1,6	1
Crackers	360	10	1,4	77
Craquelin (1)	105	2	5	13
Craquelot ou bouffi	214	23	13,5	-
Crème anglaise	138	4,7	6,8	14,5

***Sauf indication différente.**

ALIMENTS (100 g ou 100 ml)*	CALORIES	PROTIDES	LIPIDES	GLUCIDES
Crème au beurre	230	0,5	20	12
Crème chantilly	336	2	32	10
Crème d'asperge	97	3,2	4	12
Crème dessert (chocolat/vanille)	120	3	4	20
Crème de cacao	250	-	-	40 - 52
Crème de champignon	113	1,6	6,7	11,4
Crème de champignon	113	1,6	6,7	11,4
Crème de gruyère	280	18	22	2,5
Crème de marron	298	2	1,2	70
Crème fraîche 15 % MG	174	4,7	15	5,1
Crème fraîche 20 % MG	204	3	20	3
Crème fraîche 30 % MG	295	2,2	30	2,9
Crème glacée	184	4	10	19,5
Crème pâtissière	172	5,5	6	24
Crêpe champignons (1)	74	2,4	1,3	13
Crêpe confiture (1)	115	2,4	2,8	20
Crêpe fruits de mer (1)	80	3,3	3,3	9
Crêpe jambon fromage (1)	85	4	3,2	10
Crêpe nature (1)	65	2,4	2,8	7,6
Crêpes	26	2,5	0,5	3
Crépinette	324	13	30	0,5
Cresson	18	2,2	-	2
Crevette	114	24	2	-
Croissant au beurre (1)	210	3,7	8,8	29
Croissant au jambon (1)	284	10	16	25
Croissant ordinaire (1)	125	3,7	2,4	22
Croquant (1)	227	4	11	28
Croque-monsieur (1)	336	14	18	29,5
Crottin de Chavignol (1)	185	11,1	15,6	-
Cuisse de grenouille	69	16,5	0,3	-

*Sauf indication différente.

ALIMENTS (100 g ou 100 ml)*	CALORIES	PROTIDES	LIPIDES	GLUCIDES
Cumin	0	-	-	-
Curaçao	266	-	-	30
Curcuma	0	-	-	-
Curry ou cari	0	-	-	-
Cynorrhodon	116	4	-	25
Cynthia ou violet	95	15	2	-
D				
Daguet	120	20	4	1
Daim	120	20	4	1
Dattes sèches (1 datte = 10 g)	295	2,5	0,5	70
Daurade ou dorade	77	17	1	-
Demi-sel	192	15,5	13,4	2,5
Dinde	150	29	3,8	-
Dindonneau	150	29	3,8	-
Dolique	350	23	2	60
Dragée (1 dragée = 4 g)	560	15	36	44
E				
Eau	0	-	-	-
Eaux de vie	280	-	-	-
Échalote	75	1,3	0,2	17
Éclair (1)	226	6,5	12	23
Écrevisse	71	16	0,5	1
Edam	330	25	25,5	-
Édulcorant	0	-	-	-
Églefin fumé (haddock)	101	23	1	-
Églefin ou aiglefin	71	17	0,3	-
Élan	120	20	4	1
Emmental	378	29,5	29	-
Empereur (hoplostète)	77	18,5	0,3	-
Encornet ou calamar	83	16	1,1	2,3
Endive	16	1	-	3

*Sauf indication différente.

ALIMENTS (100 g ou 100 ml)*	CALORIES	PROTIDES	LIPIDES	GLUCIDES
Éperlan	78	15	2	-
Épices	0	-	-	-
Épinard	25	2,3	0,3	3,2
Époisses	345	21	29	-
Équille ou lançon	79	18	0,3	-
Escalope de dinde	150	29	3,8	-
Escargots	81	16	1	2
Escargots farcis	342	10	33	1,3
Escargots farcis (12)	458	13,5	44	2
Espadon	116	19	4,5	-
Esquimaux	122	1	1,5	26
Étrille	99	20	1,6	1
F				
Faisan	108	22	2	0,5
Far breton	245	10	5	40
Farine d'avoine	353	12	5	65
Farine d'orge	352	11,5	2	72
Farine de blé blanche	363	10	1	78,5
Farine de blé complet	340	11,5	2	69
Farine de maïs	350	9,5	3,5	70
Farine de riz	347	7,5	0,5	78
Farine de sarrasin	323	10,5	2,3	65
Farine de seigle	336	11	1,8	69
Farine de soja	417	37	21	20
Fécule d'igname	346	10	2	72
Fécule de maïs	385	0,3	-	96
Fenouil	34	2,5	0,4	5
Féra	103	20	2,5	-
Féta	326	18,5	28	-
Fève fraîche	81	5,5	0,3	14
Fève séchée	345	23	1,5	60

***Sauf indication différente.**

ALIMENTS (100 g ou 100 ml)*	CALORIES	PROTIDES	LIPIDES	GLUCIDES
Ficelle briochée (1)	267	7	3	53
Ficelle de pain (1)	275	8,5	1	58
Figue fraîche	55	1	0,2	12,3
Figue séchée	271	3,5	1	62
Financier (1)	220	3	12	25
Fines herbes	0	-	-	-
Flageolets crus	276	21	1,3	45
Flan	140	3,6	2	27
Flocon d'avoine	389	14	7	67,5
Flocon de maïs	380	8	1,4	84
Flocon de pomme de terre	365	8	1	81
Flûte de pain	687	21	2,5	145
Foie de lapin	124	20	3,5	3
Foie de volaille	135	19	6,3	0,7
Foie gras	460	7 - 10	44 - 50	2
Fondant	380	-	-	95
Fontainebleau	236	10	20	4
Fourme	340	20	29	-
Fraise	36	0,7	0,5	7
Framboise	38	1,2	0,6	7
Framboise jus	44	-	-	11
Frangipane	460	9	24	52
Friand à la viande	393	11,5	27	26
Friand au fromage	352	7,5	22	31
Frites	400	5	19	52
Frites allégées	233	4	9	34
Fromage blanc 0 % MG	50	8,5	-	3,8
Fromage blanc 0 % MG aux fruits	80	8	-	12
Fromage blanc 10 % MG	60	8,3	1,5	3,4
Fromage blanc 20 % MG	79	8,5	3,4	3,6

***Sauf indication différente.**

ALIMENTS (100 g ou 100 ml)*	CALORIES	PROTIDES	LIPIDES	GLUCIDES
Fromage blanc 30 % MG	100	8	6	3,5
Fromage blanc 40 % MG	116	8	8	3
Fromage de chèvre frais	206	11	17,5	1,3
Fromage de chèvre mi sec	326	18,5	28	-
Fromage de chèvre sec	466	27,5	39,5	-
Fromage de tête	201	16	15	0,5
Fromage fondu 25 % MG	156	16	9	3
Fromage fondu 45 % MG	284	16	23	3
Fromage fondu 65 % MG	346	12,5	32	2
Fruit au sirop	120	-	-	30
Fruit confit	380	1	-	94
Fruit de la passion	36	3	-	6
Fruit de mer	50 - 100	10 - 20	0,5 - 2	-
Fruit gelée	278	0,5	-	69
Fruit jus	76	-	-	19
Fruit macédoine	80	-	-	20
Fruit nectar	80	0,5	-	20
Fruit oléagineux	588	26	50	8,5
Fruit pâte de fruit	228	1	-	56
Fruit sec	300	2 - 4	-	65 - 70
Fruit sirop de fruit	280	-	-	70
G				
Galactose	400	-	-	100
Galantine	265	14	21	5
Gambas	98	21	1,5	-
Gardon	112	19	4	-
Gâteaux secs	448	9	12	76
Gaufre (1 gaufre = 40 g)	300	6	11	44,5
Gaufrette	368	5	4	78
Gélatine	338	84,5	-	-
Gélinotte	115	25	1,5	-

*Sauf indication différente.

ALIMENTS (100 g ou 100 ml)*	CALORIES	PROTIDES	LIPIDES	GLUCIDES
Gendarme (hareng)	214	23	13,5	-
Gendarme (saucisse)	467	26	39	3
Genièvre alcool	280	-	-	-
Genièvre baie	0	-	-	-
Gentiane alcool	250	-	-	20
Germon (thon blanc)	225	27	13	-
Géromé	332	19	28,5	-
Gésier	121	18	5	1
Gibier	110	20 - 22	2 - 3,5	-
Gin	250	-	-	-
Gingembre	61	2	1,5	10
Girofle clou	0	-	-	-
Girolle	26	2,5	0,5	3
Glace aux œufs	130	3,5	4	20
Glace esquimaux	122	1	1,5	26
Glucose	400	-	-	100
Gomme à mâcher	154	-	-	38,5
Gomphides	26	2,5	0,5	3
Gorgonzola	405	23	35	2
Gouda	348	25	27,5	-
Goujon	62	12	1,5	-
Gournay	228	18	16	3
Goyave	64	0,4	-	15,7
Graisse d'oie	896	-	99,5	-
Graisse de canard	896	-	99,5	-
Granulés chocolatés	410	6,5	7	80
Gratin dauphinois	166	4	10	15
Gravelot ou pluvier	115	25	1,5	-
Gravenche	151	22	7	-
Grémille	95	21,5	1	-
Grenade	65	0,5	0,3	15

***Sauf indication différente.**

ALIMENTS (100 g ou 100 ml)*	CALORIES	PROTIDES	LIPIDES	GLUCIDES
Grenadille	36	3	-	6
Grenadine sirop	328	-	-	82
Grenouille cuisse	69	16,5	0,3	-
Gressins	352	3,5	9,5	63
Griotte	77	1	0,5	17
Grive	120	22	3,5	-
Grondin	95	17	3	-
Groseille	28	1	0,4	5
Groseille à maquereau	39	0,6	-	9,2
Grousse	115	25	1,5	-
Gruyère	392	29	30	1,5
Guimauve	380	-	-	95
H				
Hachis parmentier	165	10,5	7,5	14
Haddock	101	23	1	-
Hamburger (1)	254	12	10	29
Hareng	207	18	15	-
Hareng au vinaigre	234	15,5	15	9,2
Hareng fumé	214	23	13,5	-
Hareng saur	214	23	13,5	-
Haricot blanc cru	276	21	1,3	45
Haricot blanc cuit	100	6,5	0,5	17,5
Haricot de lima	330	19	1,5	60
Haricot mangetout	40	2,5	-	7
Haricot mungo	344	23	1,5	60
Haricot sec cru	276	21	1,3	45
Haricot sec cuit	100	6,5	0,5	17,5
Haricot vert	24	1,5	0,2	4
Harissa	0	-	-	-
Herbes aromatiques	-	0	-	-
Hollande	353	29	25	3

***Sauf indication différente.**

ALIMENTS (100 g ou 100 ml)*	CALORIES	PROTIDES	LIPIDES	GLUCIDES
Homard	85	19	1	-
Hoplostète empereur	77	18,5	0,3	-
Hot-dog 130 g (1)	400	14	19	43
Huile	900	-	99,9	-
Huile (1 cuillère à soupe)	100	-	11	-
Huile d'arachide	900	-	99,9	-
Huile d'olive	900	-	99,9	-
Huile de carthame	900	-	99,9	-
Huile de coco	900	-	99,9	-
Huile de colza	900	-	99,9	-
Huile de coprah	900	-	99,9	-
Huile de coton	900	-	99,9	-
Huile de karité	900	-	99,9	-
Huile de maïs	900	-	99,9	-
Huile de noix	900	-	99,9	-
Huile de palme	900	-	99,9	-
Huile de paraffine	0	-	-	-
Huile de poisson	900	-	99,9	-
Huile de sésame	900	-	99,9	-
Huile de soja	900	-	99,9	-
Huile de tournesol	900	-	99,9	-
Huile pépins de raisin	900	-	99,9	-
Huîtres	80	10	2	5
Huîtres (12)	110	13	3	7,5
I				
Infusions	0	-	-	-
J				
Jacquier	70	1,4	0,5	15
Jambon cru	330	15	30	-
Jambon cru italien	236	32	12	-
Jambon cuit dégraissé	122	21	4	0,4

***Sauf indication différente.**

ALIMENTS (100 g ou 100 ml)*	CALORIES	PROTIDES	LIPIDES	GLUCIDES
Jambon cuit supérieur	145	20	7	0,4
Jambon de Bayonne	210	22,5	13	0,5
Jambon de Paris	172	20	10	0,5
Jambon fumé	340	17 - 21	28 - 35	-
Jambonneau	172	20	10	0,5
Jaune d'œuf	360	16	33	-
Jaune d'œuf (1)	55	2,5	5	-
Jésus saucisson	366	22	30	2
Jujube frais	85	1,5	0,3	19
Julienne ou lingue	86	17	2	-
Jus d'abricot	60	-	-	15
Jus d'ananas	54	-	-	13,5
Jus de carotte	24	-	-	6
Jus de cassis	20	-	-	5
Jus de citron	28	-	-	7
Jus de framboise	44	-	-	11
Jus de pamplemousse	36	-	-	9
Jus de pêche	52	-	-	13
Jus de poire	60	-	-	15
Jus de pomme	46	-	-	11,5
Jus de prune	68	-	-	17
Jus de pruneau	76	0,3	0,1	18
Jus de raisin	68	-	-	17
Jus de tomate	20	1	0,2	3,2
K				
Kaki	66	0,7	0,2	15
Karité huile	900	-	99,9	-
Kasha (sarrasin)	304	10,5	2	61
Kéfir	44	3,8	2	2,7
Ketchup	120	2	0,4	27
Ketchup ligth	78	1	0,1	18,2

***Sauf indication différente.**

ALIMENTS (100 g ou 100 ml)*	CALORIES	PROTIDES	LIPIDES	GLUCIDES
Ketmie ou gombo	40	1,4	0,3	8
Kippers	214	23	13,5	-
Kirsh	280	-	-	-
Kiwi ou actinie	57	1	0,5	12
Krill	96	21	1,3	-
L				
Lactosérum ou petit lait	24	0,7	0,2	4,8
Lait concentré 1/2 écrémé	133	6,5	7,5	9,8
Lait concentré entier	160	8	9,3	10,9
Lait concentré sucré	338	8,4	9	56
Lait d'ânesse	44	1,7	1,2	6,6
Lait de brebis	100	5,5	6,4	5
Lait de bufflonne	118	5,5	9	4
Lait de chamelle	65	3,2	4,3	3,4
Lait de chèvre	66	3,5	3,8	4,5
Lait de coco	20	-	-	5
Lait de femme	64	1,3	3,6	6,5
Lait de jument	50	2,3	2	5,6
Lait de renne	240	10,5	20	4,5
Lait de vache demi-écrémé	45	3,2	1,6	4,5
Lait de vache écrémé	33	3,3	0,2	4,5
Lait de vache entier	62	3,2	3,5	4,5
Lait de vache entier cru	65	3,2	3,6	4,8
Lait entier en poudre	498	26	26	40
Laitue	15	1	0,3	2
Lampourde	96	3	-	21
Lançon ou équille	79	18	0,3	-
Langouste	90	17	2	-
Langoustine	90	17	2	-
Langue de chat	360	8	8	64
Lapin de garenne	133	22	5	-

***Sauf indication différente.**

ALIMENTS (100 g ou 100 ml)*	CALORIES	PROTIDES	LIPIDES	GLUCIDES
Lapin domestique	192	28	9	-
Lard	670	10	70	-
Lard maigre frais	278	15	24	0,5
Lardons	278	15	24	0,5
Lasagne	151	9	7	13
Laurier	0	-	-	-
Lavalet	103	20	2,5	-
Légumes secs crus	330	23	1,5	59
Légumes secs cuits	120	8	0,5	21
Légumes verts	25	1,5	-	4
Lentilles crues	317	24	1	53
Lentilles cuites	103	7,6	0,5	17
Levure alimentaire	275	43	3	19
Levure chimique	0	-	-	-
Levure de bière	81	13	0,5	6
Levure de bière sèche	275	43	3	19
Levure de boulanger	81	13	0,5	6
Lieu	90	18	2	-
Lièvre	132	28	2	0,5
Limande	78	15	2	-
Limande sole	78	15	2	-
Limette ou citron vert	50	0,5	-	12
Limonade	48	-	-	12
Lingue ou julienne	86	17	2	-
Listao thon	225	27	13	-
Litchi ou letchi	73	0,5	0,3	17
Livarot	354	31	22	8
Loche	62	12	1,5	-
Longane	73	0,5	0,3	17
Longuet	352	3,5	9,5	63
Lonzo	290	27	20	0,5

***Sauf indication différente.**

ALIMENTS (100 g ou 100 ml)*	CALORIES	PROTIDES	LIPIDES	GLUCIDES
Lotte ou baudroie	79	18	1	-
Loukoum	380	-	-	95
Loup ou bar	90	20	1,2	-
M				
Macaron (1)	120	1,8	4	20
Macaroni cru	355	12,5	1	74
Macaroni cuit	110	3,5	0,2	23,5
Macédoine de fruits	80	-	-	20
Macédoine de légumes	72	3,3	0,3	14
Mâche	20	2	0,4	2
Madeleine	120	1,8	6,9	12,6
Madère	120	-	-	-
Magret de canard	170	20	10	
Maïs doux cuit	129	4	2,3	23
Maïs farine	350	9,5	3,5	70
Maïs fécule	385	0,3	-	96
Maïs flocons	380	8	1,4	84
Maïs germes	410	13	22	40
Maïs huile	900	-	99,9	-
Maïs pétales	380	8	1,4	84
Maïs semoule (polenta)	355	12,5	1	74
Maïs soufflé sucré	390	6	0,6	90
Maïzena	385	0,3	-	96
Malt	326	11	2	67
Mandarine	46	0,5	-	11
Mandarine (1)	32	0,3	-	7,7
Mangoustan	62	0,4	-	15
Mangue	64	0,5	-	15,5
Manioc feuille	84	7,3	1,2	11
Manioc semoule	384	0,5	0,2	95
Manioc tapioca	384	0,5	0,2	95

***Sauf indication différente.**

ALIMENTS (100 g ou 100 ml)*	CALORIES	PROTIDES	LIPIDES	GLUCIDES
Maquereau	128	14	8	-
Maquereau conserve	208	16	16	
Maquereau fumé	226	25	14	-
Marc	308	-	-	-
Marcassin	104	21	2	-
Margarine	750	0,1	83	0,2
Margarine (1 noix, 10 g)	75	-	8,3	-
Margarine allégée (1 noix, 10 g)	54	-	6	-
Margarine allégée	542	0,1	60	0,2
Marmelade de fruits	280	-	-	70
Maroilles	338	20,5	28,5	-
Marron	180	2	3	36,5
Marron crème	298	2	1,2	70
Marron glacé	305	2	1	72
Marron purée	211	4	3	42
Marshmallows	380	-	-	95
Martini	160	-	-	14
Massepain	550	10	27	67
Mayonnaise	710	1,3	78	0,7
Mayonnaise allégée	414	1	39,1	14,5
Mélasse	250	2	-	60
Melon	27	1	0,2	5,5
Menthe feuille	0	-	-	-
Menthe sirop	328	-	-	82
Menthe tisane	0	-	-	-
Merguez	300	16	26	0,5
Meringue	400	5	-	95
Merlan	90	16	3	-
Merlu ou colin	79	17	1,2	-
Mérou	225	27	13	-
Mesclun	18	1,2	-	3

***Sauf indication différente.**

ALIMENTS (100 g ou 100 ml)*	CALORIES	PROTIDES	LIPIDES	GLUCIDES
Miel	308	0,5	-	76,5
Milk-shake (250 ml)	280	8,7	5	50
Millefeuille	320	6	19	31
Millet gain	342	11	4	65
Mimolette	344	29	24	3
Minestrone (250 ml)	96	2,9	1,5	16,7
Mirabelle	65	0,8	0,2	15
Moelle	605	4	65	1
Moka café	0	-	-	-
Moka gâteau	386	8	22	39
Mollusque	100	20	1,5	6
Morbier	348	24	28	-
Morilles	26	2,5	0,5	3
Mortadelle	323	14	29	1,5
Morue fraiche	79	18	0,5	-
Morue salée	140	32,5	1	-
Morue séchée	322	75	2,5	-
Motelle	90	16	3	-
Mou (poumon)	95	18	2,5	-
Moussaka	169	5	13	8
Mousse aux fruits	120	3,5	2	22
Mousse chocolat	300	8,5	12	40
Mousse d'oie	392	11	38	1,5
Mousse de canard	390	10	38	2
Mousse foie de volaille	380	12	36	2
Mousseron	26	2,5	0,5	3
Mousseux vin	110	-	-	2,5
Moutarde	89	5,5	5	5,5
Mouton cervelle	120	10	8,5	1
Mouton cœur	157	17	9,5	1
Mouton côtelette	225	18	17	-

*Sauf indication différente.

ALIMENTS (100 g ou 100 ml)*	CALORIES	PROTIDES	LIPIDES	GLUCIDES
Mouton épaule	289	16	25	-
Mouton filet	225	18	17	-
Mouton foie	132	21	4	3
Mouton gigot	225	18	17	-
Mouton graisse	798	1,5	88	-
Mouton langue	254	14	22	-
Mouton poitrine	250	17	20	0,5
Mouton rognon	105	17	3,5	1
Mouton selle	250	17	20	-
Mouton viande moyenne	250	17	20	-
Mozzarelle	332	22	26	2,5
Muesli	397	9	9	70
Muffin (1)	152	3,5	6	21
Mulet	151	22	7	-
Munster	332	19	28,5	-
Murène	176	16	12	1
Mures	57	1,3	0,5	12
Muscade	0	-	-	-
Muscat raisin	70	0,6	0,7	15,5
Muscat vin doux	134	-	-	12,5
Myrtilles	52	0,6	0,5	11,3
N				
Navet	20	1	0,2	3,5
Nectar de fruit	80	0,5	-	20
Nectarine (1)	40	0,7	-	9,3
Nectarine brugnon	54	1	-	12,5
Nèfle	46	0,5	0,2	10,5
Nems	180	6,6	5	27
Nems (1 petit 30 g)	54	2	1,5	8,1
Neufchatel	300	15	27	-
Nigelle	0	-	-	-

*Sauf indication différente.

ALIMENTS (100 g ou 100 ml)*	CALORIES	PROTIDES	LIPIDES	GLUCIDES
Noisette	382	7,5	36	7
Noisettes (10)	38	0,7	3,6	0,7
Noix	530	10,5	52	5
Noix (10 fraîches)	190	3,7	18,7	1,8
Noix de cajou	92	2,8	7,2	3,9
Noix de coco huile	900	-	99,9	-
Noix de coco lait	209	2	21	3
Noix de coco séchée	606	5,6	62	6,4
Noix de muscade	0	-	-	-
Noix de Saint-Jacques	74	15	0,5	3,5
Noix du Brésil	622	12	62	4
Noix huile	900	-	99,9	-
Nougat	428	6	16	65
Nouilles crues	355	12,5	1	74
Nouilles cuites	110	3,5	0,2	23,5
Nuoc-mam (1 cuillère à café)	1,2	0,3	-	-
O				
Œuf de caille	160	13	12	-
Œuf de caille (1)	24	2	1,8	-
Œuf de canne	191	13	15	1
Œuf de canne (1)	104	7	8,2	0,5
Œuf de dinde	173	13	13	1
Œuf de lump	116	14	5,3	3
Œuf de poule	146	13	10,5	-
Œuf de poule (1)	80	7,5	5,5	-
Œufs de poisson	116	14	5,3	3
Oie	278	29	18	-
Oie graisse	896	-	99,5	-
Oignon	34	1,3	0,2	6,8
Oléagineux fruit	588	26	50	8,5
Olive huile	900	-	99,9	-

*Sauf indication différente.

ALIMENTS (100 g ou 100 ml)*	CALORIES	PROTIDES	LIPIDES	GLUCIDES
Olive noire	294	2	30	4
Olive noire (10)	100	0,6	10	2
Olive verte	120	1,4	12,7	-
Olive verte (10)	38	0,4	4	-
Omble	175	19	11	-
Orange	40	1	-	9
Orange (1)	70	1,6	-	16
Orange jus	42	-	-	10,5
Oreille de Judas	26	2,5	0,5	3
Oreille de lièvre	26	2,5	0,5	3
Orge farine	352	11,5	2	72
Orge germe	370	28,6	7,6	46,6
Orge germé (malt)	326	11	2	67
Orge grain	330	11	2	67
Orge pain	247	6,5	1	53
Orge perlé	356	8,5	1,1	78
Orgeat sirop	280	-	-	70
Origan marjolaine	0	-	-	-
Ormeau	92	17	2	1,5
Ortie	57	5,5	0,7	7
Ortolan	120	22	3,5	-
Oseille	25	2,5	-	2,5
Oursin	95	15	2	-
P				
Paëlla	183	8	7	22
Pagel	77	17	1	-
Pagre	77	7	1	-
Pain (1 baguette 250 g)	687	21	2,5	145
Pain au chocolat	287	5	15	33
Pain au gluten	240	20	-	40
Pain au lait	105	3	2,1	18,5

***Sauf indication différente.**

ALIMENTS (100 g ou 100 ml)*	CALORIES	PROTIDES	LIPIDES	GLUCIDES
Pain au raisin	272	6,5	9	41
Pain azyme	370	11	1,5	78
Pain bis	245	7	1	52
Pain blanc	275	8,5	1	58
Pain brioché	267	7	3	53
Pain brioché (1 baguette)	667	17,5	7,5	132,5
Pain brioché (1 ficelle)	267	7	3	53
Pain complet	262	8,5	1,5	53,5
Pain d'épices	336	7	4	68
Pain d'orge	247	6,5	1	53
Pain de mie	288	8	4	55
Pain de seigle	241	7	1	51
Pain de son	257	13	5	40
Pain ficelle	275	8,5	1	58
Pain grillé	356	10	4	70
Pain grillé (1 tranche)	80	2,3	0,8	16
Pain sans gluten	220	3,8	3,7	42,8
Pain viennois	258	8	2	52
Palmier cœur	47	3	0,3	8
Palmier gâteau	200	5	5,5	32,5
Palombe	115	25	1,5	-
Palourde	53	11	1	-
Palourde (12)	64	13,2	1,2	-
Pamplemousse	42	0,5	-	10
Pamplemousse (1)	142	1,5	-	34
Pamplemousse jus	36	-	-	9
Panais	74	1,7	0,4	16
Papaye	45	0,5	-	10,5
Papengaye	22	3,4	0,3	1,5
Paprika	0	-	-	-
Paraffine huile	0	-	-	-

***Sauf indication différente.**

ALIMENTS (100 g ou 100 ml)*	CALORIES	PROTIDES	LIPIDES	GLUCIDES
Paris Brest	245	6,5	11	30
Parmesan	380	36	26,5	-
Passiflore fruit	100	3	-	22
Pastèque	30	0,4	-	7
Pastille sucrée	380	-	-	95
Pastis	270	-	-	-
Patate douce	90	1,2	0,6	20
Patate douce ordinaire crue	355	12,5	1	74
Pâte à chou	206	6,5	12	18
Pâte à crêpe	188	7	8	22
Pâte à tartiner allégée	540	0,1	60	0,3
Pâte à tartiner cacao	284	4	16	31
Pâte brisée	337	4,5	19	37
Pâte crue aux œufs	408	12	8	72
Pâte cuite aux œufs	124	4	1,5	23,5
Pâte d'amande	460	9	24	52
Pâte d'arachide	610	25,5	51	12
Pâté de campagne	342	14	30	4
Pâté de chair	298	15	26	1
Pâté de foie	357	11	33	4
Pâte de fruit	228	1	-	56
Pâté de gibier	256	16	20	3
Pâté de jambon	316	15	28	1
Pâté de tête	201	16	15	0,5
Pâte feuilletée	410	4,6	28	35
Pâte ordinaire cuite	110	3,5	0,2	23,5
Pâte sablée	436	6	20	58
Patelle	92	17	2	1,5
Pâtisserie	555	9	23	78
Pavé d'Auge	300	21	24	-
Pe-tsaï (chou chinois)	12	1	-	2

***Sauf indication différente.**

ALIMENTS (100 g ou 100 ml)*	CALORIES	PROTIDES	LIPIDES	GLUCIDES
Pêche	46	0,5	-	11
Pêche (1)	69	0,75	-	16,5
Pêche au sirop	84	0,5	-	20,5
Pêche jus	52	-	-	13
Pêche séchée	280	3,5	0,5	65
Pélamide thon	225	27	13	-
Pélardon	345	21	29	-
Pépin de raisin huile	900	-	99,9	-
Pepsi cola	42	-	-	10,5
Pepsi cola (1 canette 33 cl)	138	-	-	34,5
Perche	95	21,5	1	-
Perdreau	115	25	1,5	-
Perdrix	115	25	1,5	-
Pernod	270	-	-	-
Persil	28	4,4	0,5	1,4
Persillé fromage	370	18,5	33	-
Pétale de maïs	380	8	1,4	84
Petit beurre	400	7	8	75
Petit beurre (1)	35	0,6	0,7	6,5
Petit four	360	8	8	64
Petit pois	60	5	0,4	9
Petit salé	330	15	30	-
Petit suisse 20 % MG	96	10,6	4,6	3,3
Petit suisse 20 % MG (1, 30 g)	29	3,2	1,4	1
Petit suisse 20 % MG (1, 60 g)	58	6,4	2,7	2
Petit suisse 40 % MG	140	9,5	10	3
Petit suisse 40 % MG (1, 30 g)	42	2,8	3	0,9
Petit suisse 40 %M G (1, 60 g)	84	5,7	6	1,8
Petit suisse 60 % MG	210	8,5	18,5	3
Petit suisse 60 % MG (1, 30 g)	63	2,5	5,5	0,9
Petit suisse 60 % MG (1, 60 g)	126	5,1	11,1	1,8

***Sauf indication différente.**

ALIMENTS (100 g ou 100 ml)*	CALORIES	PROTIDES	LIPIDES	GLUCIDES
Petit suisse aux fruits	180	6	8,5	20
Petit suisse fruits (1, 30 g)	54	1,8	2,5	6
Petit suisse fruits (1, 60 g)	108	3,8	5,1	12
Petit-lait (lactosérum)	24	0,7	0,2	4,8
Petit suisse (chocolat)	210	4,7	10,8	23,6
Pétoncle	70	15	0,3	3
Pickles	30	1	0,2	6
Picon (apéritif)	105	-	-	1
Pieuvre	61	11	1	2
Pigeon	110	22	2	0,5
Pignon	670	13	60	20
Pilchard	153	17,5	9	0,5
Pili-pili	0	-	-	-
Pilpil de blé	317	12	1	65
Piment doux (poivron)	22	1,1	0,3	3,5
Piment poudre	0	-	-	-
Piment rouge	92	2,5	2,5	15
Piment vert	62	2	1,5	10
Pintade	150	23	6,5	-
Pissenlit	48	2,5	0,5	8
Pistache	606	21	52	13,5
Pistache (10)	36	1,2	3,1	0,8
Pistou ou basilic	0	-	-	-
Pithiviers	404	6	28	32
Pizza (moyenne)	212	5	12	21
Pizza (1, 140 g)	300	7	17	29,5
Plaqueminier (kaki)	66	0,7	0,2	15,3
Pleurote	26	2,5	0,5	3
Plie ou carrelet	94	19	2	-
Pluvier ou gravelot	115	25	1,5	-
Poire (1)	100	0,9	-	24,3

***Sauf indication différente.**

ALIMENTS (100 g ou 100 ml)*	CALORIES	PROTIDES	LIPIDES	GLUCIDES
Poire des indes	64	0,4	-	15,7
Poire jus	60	-	-	15
Poire séchée	272	1,8	1,8	62
Poireau	32	1,5	0,2	6
Poirée ou bette	24	2	0,2	3,5
Pois (petit pois)	60	5	0,4	9
Pois cassé cru	356	22	2,5	63
Pois cassé cuit	125	8,5	0,3	22
Pois chiche cru	360	18	5	61
Pois chiche cuit	144	8	2,6	22
Pois jaune cuit	125	8,5	0,3	22
Pois jaune sec	330	23	2	56
Poisson (huile de)	900	-	99,9	-
Poisson à l'huile	265	20 - 24	17 - 21	-
Poisson demi-gras	120	14 - 20	4 - 8	-
Poisson fumé	325	25	25	-
Poisson gras	180	14 - 25	04 - 16	-
Poisson maigre	80	16 - 17	1 - 2	-
Poisson (œufs)	116	14	5,3	3
Poisson pané	125	13,5	1	15,5
Poisson séché	320	75	2,5	-
Poisson-chat	75	18	0,5	-
Poivre	0	-	-	-
Poivron	22	1,1	0,3	3,5
Polenta	355	12,5	1	74
Pollen	325	30	5	40
Pomelos	42	0,5	-	10
Pomme	50	0,3	-	12
Pomme (1)	100	0,6	-	24
Pomme de terre	84	1,2	0,1	19,3
Pomme de terre chips	582	5,5	40	50

***Sauf indication différente.**

ALIMENTS (100 g ou 100 ml)*	CALORIES	PROTIDES	LIPIDES	GLUCIDES
Pomme de terre flocons	365	8	1	81
Pomme de terre frites	400	5	19	52
Pomme de terre purée	88	2,5	2,4	14
Pomme jus	46	-	-	11,5
Pomme séchée	283	1,4	1,9	65
Pomme-cannelle	78	1	0,2	18
Pont l'Évêque	300	21	24	-
Pop-corn soufflé à l'air	345	12	5	63
Pop-corn soufflé à l'huile	480	9	28	48
Porc carré	211	19	15	-
Porc cervelle	126	10,5	9	0,7
Porc collier	207	18	15	-
Porc confit de foie	322	16	28	1,5
Porc côte	211	19	15	-
Porc échine	257	17	21	-
Porc filet mignon	113	21	3,2	-
Porc grillade	211	19	15	-
Porc langue	207	18	15	-
Porc museau	201	16	15	0,5
Porc noix	289	16	25	-
Porc pied	342	17	30	1
Porc poitrine fumée	287	15	25	0,5
Porc poitrine salée	283	14	25	0,5
Porc mousse de foie	385	10	37	3
Porc rôti	203	17	15	-
Porc travers	284	17	24	-
Port-salut	362	24	29	2
Porto	143	-	-	10
Porto (1 de 50 ml)	72	-	-	5
Pot-au-feu	150	13	8	6,5
Potée de choux	140	7,5	9,5	6

***Sauf indication différente.**

ALIMENTS (100 g ou 100 ml)*	CALORIES	PROTIDES	LIPIDES	GLUCIDES
Potiron	30	1,3	-	6
Poudre de cacao	331	19	23	12
Poudre de cacao sucrée	398	6	6	80
Poudre maltée sucrée	413	14	5	78
Poule	234	18	18	-
Poulet (sans la peau)	124	22	4	-
Pouligny-saint-pierre	345	22,5	28,5	-
Poulpe	61	11	1	2
Pourpier feuille	15	2	0,3	1
Pousse de bambou	35	2,3	0,2	6
Poussin	124	22	4	-
Praire	47	10	0,5	1
Praire farcie (12)	374	11	36	1,5
Praline	560	15	36	44
Prêtre ou athérine	85	18	1,5	-
Provolone	390	35	26	4
Prune	52	1	-	12
Prune (1)	26	0,5	-	6
Prune jus	68	-	-	17
Pruneau	172	2,5	0,2	40
Pruneau jus	76	0,3	0,1	18
Pudding	360	13	11	52
Punch	200	-	-	16
Purée de carottes	42	2,8	0,6	6,2
Purée de céleri-rave	32	1,7	0,1	6
Purée de chou-fleur	77	2,5	4,6	6,5
Purée de haricots verts	29	2,3	0,2	4,4
Purée de marrons	211	4	3	42
Purée de petits pois	58	7,2	0,7	5,5
Purée de pommes de terre	88	2,5	2,4	14
Pyrénées	355	22,5	29,5	-

***Sauf indication différente.**

ALIMENTS (100 g ou 100 ml)*	CALORIES	PROTIDES	LIPIDES	GLUCIDES
Q				
Quatre-épices	0	-	-	-
Quatre-quarts	400	5,5	14	63
Quenelle	202	6	14	13
Quetsche	52	1	-	12
Quiche lorraine	310	8,9	19	25,6
R				
Raclette (fromage)	358	25,5	28,3	-
Radis	18	1	0,2	3
Raie	89	20	1	-
Raifort	62	4,5	-	11
Raisin	70	0,6	0,7	15,5
Raisin jus	68	-	-	17
Raisin sec	280	2,5	0,5	66,5
Râle	115	25	1,5	0,5
Ramboutan	73	0,5	0,3	17
Rascasse	98	20	2	-
Ratatouille niçoise	60	1,5	3,3	6
Rave (chou-rave)	40	1	-	9
Raviolis sauce tomate	123	5,3	5,5	13
Reblochon	310	20	25,5	-
Réglisse (confiserie)	380	1	-	94
Religieuse	338	9,5	18	34,5
Renne	120	20	4	1
Requin	106	24	1	-
Rhubarbe	18	0,5	-	4
Rhum	300	-	-	-
Ricard	270	-	-	2
Rigotte	228	18	16	3
Rillettes	490	17	47	0,1
Rillettes d'oie	465	15	45	0,1

***Sauf indication différente.**

ALIMENTS (100 g ou 100 ml)*	CALORIES	PROTIDES	LIPIDES	GLUCIDES
Rillettes de Tours	522	18	50	0,1
Rillettes du Mans	438	15	42	0,1
Riz blanc cru	378	7	0,7	86
Riz blanc cuit	110	2	0,1	25,4
Riz complet cru	358	7,3	2,3	77
Rollmops	234	15,5	15	9,2
Rollot	338	20,5	28,5	-
Romaine	18	1,2	-	3
Romarin	0	-	-	-
Roquefort	370	18,5	33	-
Rosette (saucisson)	401	24	33	2
Rotengle	112	19	4	-
Rouget barbet	148	19	8	-
Rouget grondin	95	17	3	-
Roulade	275	14	23	3
Roussette	106	24	1	-
Rouy	332	23,5	26,5	-
Rutabaga	34	1,2	-	7
S				
Sablé (Biscuit)	488	7,5	20	69,5
Saccharose	400	-	-	100
Safran	0	-	-	-
Saint-Florentin	312	21	24	3
Saint-Honoré	394	4	18	54
Saint-Jacques	74	15	0,5	3,5
Saint-Marcelin	328	19	28	-
Saint-Maure	347	21,5	29	-
Saint-Nectaire	344	23	28	-
Saint-Paulin	303	24	23	-
Saint-Pierre	74	16	1	-
Saindoux	891	-	99	-

***Sauf indication différente.**

ALIMENTS (100 g ou 100 ml)*	CALORIES	PROTIDES	LIPIDES	GLUCIDES
Salade verte	18	1,2	-	3
Salami	410	24	35	-
Salami danois	505	14	49	2
Salsifis	52	2,5	0,5	9,5
Sandre	112	19	4	-
Sanglier	111	21	3	-
Sapotille	71	0,5	0,9	15,4
Sarcelle (canard sauvage)	165	21	9	-
Sardine	125	20	5	-
Sardine à l'huile	233	20	17	-
Sardine à l'huile (1)	70	6	5,1	-
Sardine sauce tomate	199	20	13	0,5
Sardine sauce tomate (1)	60	6	3,9	0,1
Sargue	77	17	1	-
Sarriette	0	-	-	-
Sarrasin ou blé noir	304	10,5	2	61
Sauce aïoli	710	1,3	78	0,7
Sauce béarnaise	549	1,5	59	3
Sauce béarnaise allégée	419	0,8	41,4	10,8
Sauce béchamel	130	3,4	8,8	9,3
Sauce blanche	148	4,5	9,5	11
Sauce bolognaise	140	8,5	10	4
Sauce bourguignonne	403	0,8	38,2	14
Sauce carbonara	96	3	7	5,3
Sauce de soja	66	8,5	-	8
Sauce hollandaise	309	2,5	31	5
Sauce mayonnaise	710	1,3	78	0,7
Sauce mayonnaise allégée	414	1	39,1	14,5
Sauce tartare	580	2,3	63	0,7
Sauce tartare allégée	395	0,9	39	10
Sauce tomate	77	1,7	4,6	7,2

*Sauf indication différente.

ALIMENTS (100 g ou 100 ml)*	CALORIES	PROTIDES	LIPIDES	GLUCIDES
Sauce vinaigrette	658	0,1	73	0,2
Sauce vinaigrette allégée	323	0,3	34,3	3,3
Saucisse chipolatas	328	14	30	0,5
Saucisse de Francfort	310	13	28	1,5
Saucisse de Montbéliard	337	14	31	0,5
Saucisse de Morteau	321	14	29	1
Saucisse de Strasbourg	310	13	28	1,5
Saucisse de Toulouse	328	14	30	0,5
Saucisse fumée	343	15	31	1
Saucisse sèche	467	26	39	3
Saucisson à l'ail	316	15	28	1
Saucisson chorizo	499	20	45	3,5
Saucisson cru	444	23	38	2,5
Saucisson cuit	332	14	30	1,5
Saucisson d'Arles	515	20	47	3
Saucisson de Lyon	484	19	44	3
Saucisson sec	444	23	38	2,5
Sauge	0	-	-	-
Saumon	175	19	11	-
Saumon fumé	260	25	18	-
Saumonette	106	24	1	-
Saurel	121	19	5	-
Scampi (Langoustines)	90	17	2	-
Scarole	15	1	0,3	2
Schiedam (alcool)	280	-	-	-
Schweppes	40	-	-	10
Scorsonère (Salsifis Noir)	34	2,6	0,4	5
Sébaste	98	20	2	-
Seiche	85	16	1,5	2
Sel	0	-	-	-
Seles-sur-cher	325	17	28,4	0,3

***Sauf indication différente.**

ALIMENTS (100 g ou 100 ml)*	CALORIES	PROTIDES	LIPIDES	GLUCIDES
Semoule crue	355	12,5	1	74
Semoule cuite	110	3,5	0,2	23,5
Serpolet	0	-	-	-
Silure	250	17	20	-
Sirop non dilué	280	-	-	70
Snaps	280	-	-	-
Sodas	44	-	-	11
Soja germe	45	4	2,3	2
Soja grain sec	458	35	18	39
Sole	78	15	2	-
Son pain	257	13	5	40
Sorbet	110	0,5	0,5	25,5
Sorbet alcoolisé	180	0,2	0,1	25
Sorbet aux fruits	110	0,5	0,5	25,5
Sorgho grain	339	10	3,5	70
Soufflé au fromage	256	11,5	19	9,5
Soupe à l'oignon	140	6,2	10	6,2
Soupe au pistou	102	2,8	1,7	18,8
Soupe de cresson	58	1,7	1,8	8,6
Soupe de légumes	97	2,5	2,5	16,2
Soupe de lentilles	217	10	7,5	27,5
Soupe de poisson	105	6	5	9
Soupe poireau pomme de terre	70	1	2	12
Soupe poulet vermicelle	87	5	2,5	11,2
Soupe tomate vermicelle	57	1,6	1	10,3
Spaghetti cru	355	12,5	1	74
Spaghetti cuit	110	3,5	0,2	23,5
Sparaillon	77	17	1	-
Spiritueux	280	-	-	-
Sprat	160	20	9	-
Squille	90	17	2	-

***Sauf indication différente.**

ALIMENTS (100 g ou 100 ml)*	CALORIES	PROTIDES	LIPIDES	GLUCIDES
Steak de cheval	110	22	2,5	-
Stilton	400	24	33	2
Sucette	380	-	-	95
Sucre	400	-	-	100
sucre d'orge	380	-	-	95
Sucre de canne	386	0,1	0,1	96
Sucre n°4 1	20	-	-	5
Surimi	72	11	0,4	6
Surmulet	148	19	8	-
Suze	140	-	-	14
T				
Tabasco	0	-	-	-
Taboulé	142	4	5,5	19
Tacaud	85	18	1,5	-
Tacon ou taquon	175	19	11	-
Tafia	252	-	-	-
Tagliatelle crue	355	12,5	1	74
Tagliatelle cuite	110	3,5	0,2	23,5
Tanche	77	18	0,5	-
Tapioca	384	0,5	0,2	95
Tarama	388	5,5	38,6	4,7
Tarin	107	3,5	1	21
Taro du Togo	195	2,5	0,5	45
Tarte à la crème	297	6	17	30
Tarte aux pommes	200	2	8	30
Tarte aux légumes	230	7	14	19
Tequila	250	-	-	-
Terrine de campagne	333	15	29	3
Terrine de canard	335	14	29	4,5
Terrine de chevreuil	293	13	25	4
Terrine de lapin	274	17	22	2

***Sauf indication différente.**

ALIMENTS (100 g ou 100 ml)*	CALORIES	PROTIDES	LIPIDES	GLUCIDES
Terrine de légumes	212	9	18	3,5
Terrine de lièvre	279	16	23	2
Terrine de poisson	302	11	26	6
Tétine de génisse	148	10	12	-
Tétragone	25	2,3	0,3	3,2
Tétras (coq de bruyère)	106	22	2	-
Thé non sucré	0	-	-	-
Thon	225	27	13	-
Thon à l'huile	285	24	21	-
Thon albacore	225	27	13	-
Thym	0	-	-	-
Tilleul infusion	0	-	-	-
Tisanes	0	-	-	-
Tomate concentré	90	3,5	0,5	18
Tomate farcie	190	8	15	6
Tomate jus	20	1	0,2	3,2
Tomate ketchup	120	2	0,4	27
Tomme	322	22	26	-
Tonique	40	-	-	10
Tonimalt	358	13	2	72
Topinambour	78	2	0,2	17
Tournesol grain	595	24	47	19
Tournesol margarine	750	0,1	83	0,2
Tourteau	99	20	1,6	1
Trachure ou saurel	121	19	5	-
Triple crème 75 % MG	396	9	40	-
Triscotte	390	10	5	75
Trompette de la mort	26	2,5	0,5	3
Truffe	92	9	0,5	13
Truffe au chocolat	577	3	45	40
Truite arc-en-ciel	151	22	7	-

***Sauf indication différente.**

ALIMENTS (100 g ou 100 ml)*	CALORIES	PROTIDES	LIPIDES	GLUCIDES
Truite d'élevage	151	22	7	-
Truite fumée	208	25	12	-
Truite saumonée	99	18	3	-
Truite sauvage	99	18	3	-
Tuile (petit four)	360	8	8	64
Turbot	89	16,5	2,5	-
Turbotin	89	16,5	2,5	-
V				
Vacherin fromage	330	17,5	29	-
Vacherin pâtisserie	394	4	18	54
Vairon	62	12	1,5	-
Vandoise	112	19	4	-
Vanille	0	-	-	-
Vanneau (mollusque)	70	12	1,5	2
Vanneau (oiseau)	115	25	1,5	-
Veau aloyau	175	19	11	-
Veau araignée	171	18	11	-
Veau carré	171	18	11	-
Veau cervelle	120	10,5	8,6	-
Veau culotte	171	18	11	-
Veau escalope	151	31	3	-
Veau jarret	183	19	12	-
Veau langue	121	18	5	1
Veau longe	171	18	11	-
Veau noix	175	19	11	-
Veau paupiette	334	12,5	27,5	9
Veau paupiette (1)	421	15,5	35	11
Veau pied	342	17	30	1
Veau poitrine	136	19,5	6,5	-
Végétaline	900	-	99,9	-
Velouté d'asperge	74	1,5	2	12,5

***Sauf indication différente.**

ALIMENTS (100 g ou 100 ml)*	CALORIES	PROTIDES	LIPIDES	GLUCIDES
Velouté de champignon	62	1,5	4	5
Velouté de légumes	61	1	1	12
Velouté de tomate	55	1	3	6
Velouté de tomate	55	1	3	6
Vénus (coquillage)	53	11	1	-
Vergeoise	386	0,1	0,1	96
Vermicelle cru	355	12,5	1	74
Vermicelle cuit	110	3,5	0,2	23,5
Vermouth	160	-	-	10
Vernis (coquillage)	82	10	2	6
Verveine (tisane)	0	-	-	-
Vesce	330	30	0,8	50
Vesse de loup	26	2,5	0,5	3
Viande demi-grasse	180	20	11	-
Viande grasse	300	18	25	-
Viande maigre	130	21	5	-
Vin 1 verre	80	-	-	1,5
Vin blanc 10°	64	-	-	2
Vin de noix	57	-	-	0,2
Vin doux naturel	160	-	-	4 - 11
Vin mousseux	78	-	-	2,5
Vin rouge 10°	56	-	-	-
Vin rouge 11°	62	-	-	-
Vin rouge 12°	67	-	-	-
Vinaigre	24	0,2	-	0,6
Vinaigrette	658	0,1	73	0,2
Vinaigrette allégée	323	0,3	34,3	3,3
Violet ou cynthia	95	15	2	-
Vive	82	16	2	-
Vodka	250	-	-	-

***Sauf indication différente.**

ALIMENTS (100 g ou 100 ml)*	CALORIES	PROTIDES	LIPIDES	GLUCIDES
W				
Whisky	250	-	-	-
Whisky (1 verre de 50 ml)	125	-	-	-
X				
Xérès	84	-	-	-
Y				
Yaourt aromatisé (125 g)	106	6,2	1,2	17,5
Yaourt aux fruits (125 g)	130	5,2	2,6	21
Yaourt lait entier (125 g)	80	5,2	4,3	5
Yaourt maigre (125 g)	50	5,5	0,4	6
Yaourt maigre sucré	84	5,1	0,4	15
Yaourt nature (125 g)	60	5,5	1,5	6
Yaourt velouté (125 g)	84	4,5	4,4	6,5
Yaourt au Soja nature	46	4,6	2,7	0,7
Yaourt au Soja aromatisé	85	3,7	2,1	11,8

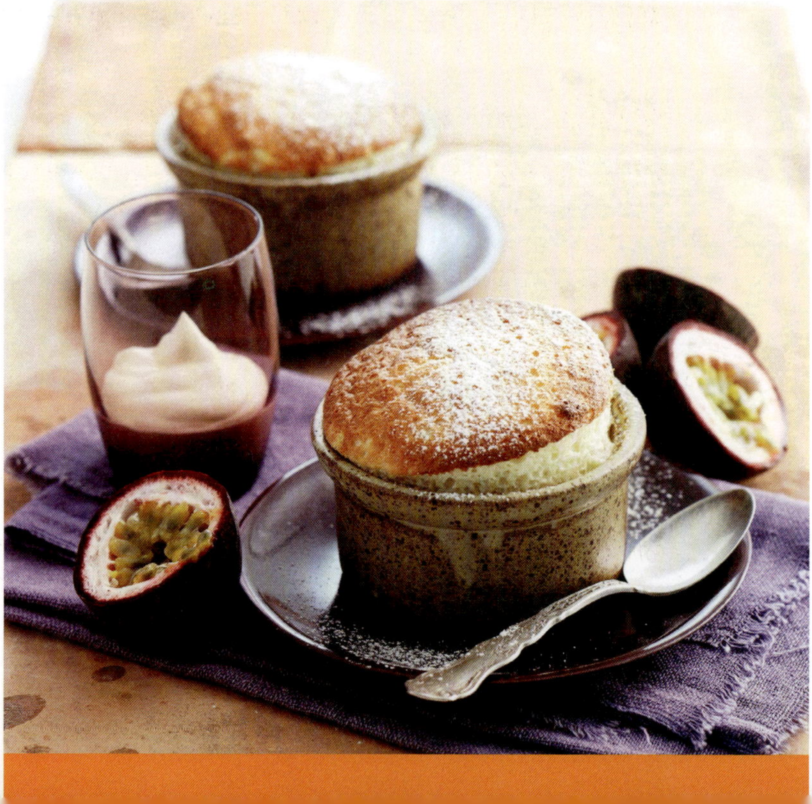

Glossaire

Accrétion : accroissement de certaines formations pathologiques telles que les calculs biliaires ou urinaires.

Acide alpha-cétonique : réaction de catabolisme des acides aminés.

Acide aminé : composé organique contenant de l'azote, du carbone, de l'hydrogène et de l'oxygène ; unité de base des protéines ; un acide aminé possède toujours un groupement carboxylique (-COOH) et un groupement amine (-NH2).

Acide glutamique : l'acide glutamique est l'un des 20 acides-α-aminés naturels constituant les protéines.

Acide gras : chaîne linéaire d'atomes de carbone et d'hydrogène dont une extrémité comporte un groupement acide organique ; constituant des lipides.

Acide lactique : produit de métabolisme anaérobie, en particulier dans les cellules du muscle.

Acide pyruvique : produit final de la glycolyse.

Acide urique : substance fabriquée par l'organisme. Un taux élevé d'acide urique dans le sang est responsable de la goutte, maladie aiguë se manifestant par des articulations douloureuses et une diminution du fonctionnement des reins si la maladie devient chronique.

Adénosine triphosphate : emmagasine et transporte l'énergie. Molécule essentielle à la contraction musculaire.

Adipocytes : un adipocyte est une cellule de stockage de la graisse.

Adiponectine : hormone produite par le tissu adipeux impliquée dans la régulation du métabolisme des lipides et du glucose.

Aérobie : qui a besoin d'oxygène.

Alanine : acide aminé qui entre dans la composition des protéines.

Alpha-cétoacide : en cas de sous-alimentation, le catabolisme est le principal moyen de production d'énergie, au cours duquel les graisses et les protéines sont converties en glucose. Dans ces conditions, les protéines sont converties en acides aminés, qui sont ensuite convertis dans le foie en alpha-cétoacides. Les alpha-cétoacides sont ensuite convertis dans le foie en glucose, par un procédé appelé néoglucogenèse.

Anabolisme : phase du métabolisme nécessitant de l'énergie afin de former des molécules plus complexes (synthèse) en liant des molécules plus petites.

Anaérobie : ne nécessitant pas d'oxygène.

Calcium : au niveau de notre organisme, il est présent dans le sang (calcémie normale : 2,1 à 2,6 mmol/litre ou 4,2 à 5,2 mEq/litre ou 85 à 105 mg/litre), entre dans la constitution osseuse et permet également le fonctionnement normal des cellules nerveuses et musculaires.

Catabolisme : processus du métabolisme par lequel les cellules vivantes dégradent les molécules en molécules plus petites.

Catalyseur : substance qui accroît la vitesse d'une réaction chimique sans elle-même être modifiée chimiquement ni devenir une partie du produit.

Cellule : unité de base structurale et fonctionnelle des êtres vivants.

Cétogenèse : la cétogenèse, ou voie des corps cétoniques, est, après le cycle de Krebs, la deuxième utilisation la plus importante de l'acétyl-CoA par les cellules. Cette voie métabolique devient significative en période de jeûne prolongé ou en cas de diabète, quand l'organisme ne peut utiliser ses réserves de glucose pour produire l'ATP dont il a besoin.

Cétonémie : présence de corps cétoniques dans le sang. Plus élevée à jeun et en cas de troubles du métabolisme des glucides.

Cholestérol : précurseur des hormones stéroïdes ; les lipoprotéines à faible densité (LDL) transportent le cholestérol vers les cellules et sont responsables du dépôt de cholestérol dans les artères (mauvais cholestérol) ; les lipoprotéines à haute densité (HDL) transportent le cholestérol vers le foie où il est dégradé (bon cholestérol).

Cortisol : glucocorticoïde produit par le cortex surrénal ; favorise la néoglucogenèse.

Déminéralisation osseuse : caractérisée par une fragilité excessive du squelette, due à une diminution de la masse osseuse et à l'altération de la micro-architecture osseuse. La solidité de l'os résulte en effet d'un équilibre subtil entre deux types de cellules osseuses : les ostéoblastes, qui solidifient l'os, et les ostéoclastes (responsables de la résorption osseuse), qui les fragilisent. Une forte déminéralisation entraîne de l'ostéoporose.

Déplétion : diminution.

Déshydrogénase : enzyme catalyseur de réaction d'oxydation.

Diurne : actif le jour.

Electrolyte : substance conductrice.

Enzyme : protéine qui constitue un catalyseur biologique accélérant la vitesse des réactions chimiques.

Globule rouge : cellule sanguine qui permet le transport de l'oxygène. Appelé aussi érythrocyte (erythros = rouge) et hématie.

Glucide : composé organique contenant du carbone, de l'hydrogène et de l'oxygène ; comprenant les monosaccharides (glucose), les disaccharides (sucrose), les polysaccharides (amidon).

Glucoformateur : qui forme du glucose.

Glucose : principal glucide sanguin.

Glycémie : concentration plasmatique de glucose.

Glycérol : apporté par l'alimentation ou la dégradation du glucose ; il a plusieurs fonctions : source d'énergie, participe à l'élaboration des corps gras.

Glycogène synthase : essentielle à la glycogénogénèse.

Glycogène : glucide mis en réserve dans les tissus.

Glycogenèse : synthèse du glycogène à partir du glucose ; se produit surtout dans le foie et les muscles.

Glycogénolyse : dégradation du glycogène en glucose.

Glycolyse : dégradation d'une molécule de glucose en deux molécules d'acide pyruvique, un processus anaérobie dont les dix étapes se déroulent dans le cytosol et qui produit un gain net de 2 ATP (énergie).

Homéostasie : état d'équilibre de l'organisme ou stabilité du milieu interne de l'organisme.

Hormone de croissance (GH) : hormone qui stimule la croissance en général ; produite par l'adénohypophyse ; aussi appelée somatotrophine.

Hormones : stéroïdes ou dérivés d'acides aminés libérés dans le liquide interstitiel et transportés par le sang jusqu'aux cellules cibles ; jouent le rôle de messagers chimiques et règlent les fonctions physiologiques de l'organisme.

Hydrolysats de protéines : il n'y a ni saccharose ni lactose ; le sucrage est constitué par des dextrines-maltose et des polymères de glucose. Se caractérisent par une absorption rapide des nutriments, soulageant l'activité enzymatique de l'organisme.

Hypernatrémie : insuffisance d'apport hydrique impliquant une déshydratation intracellulaire ; se caractérise par un accroissement de la concentration de sodium dans le sang pouvant être causé par une activité physique intense non compensée par une boisson.

Hypokaliémie : diminution de la quantité de potassium dans le sang pouvant entraîner des troubles cardiaques.

IGF1 : hormone peptidique majoritairement secrétée par le foie.

Insuline : hormone produite par le pancréas qui augmente le transport membranaire du glucose dans les cellules des tissus, ce qui fait diminuer la concentration sanguine de glucose.

Isoleucine : entre dans la composition des protéines (œufs, poisson, fromage).

Leucine : entre dans la composition des protéines (germe de blé, thon, arachide, saumon, bœuf..). En plus d'entrer dans la composition des protéines, la leucine intervient dans la synthèse des stérols par les tissus adipeux et les muscles.

Lipide : composé organique contenant du carbone, de l'hydrogène et de l'oxygène, comme les triglycérides, le cholestérol et les phospholipides.

Lipogenèse : synthèse des lipides.

Lipolyse : dégradation des réserves de lipides en glycérol et en acides gras.

Lymphoïde : relatif à la lymphe.

Lysine : entre dans la composition des protéines (légumes, viandes, poissons, œufs, lait..).

Macronutriments : constituent dans le corps l'ensemble des composés organiques et inorganiques nécessaires à l'organisme vivant pour entretenir la vie. Les nutriments sont des composants élémentaires contenus dans les aliments, ou issus de la nature ambiante. Ils sont utilisés par l'organisme pour couvrir ses besoins physiologiques, notamment de croissance et de développement.

Maltodextrine : une maltodextrine est le résultat de l'hydrolyse d'un amidon (blé, maïs) ou d'une fécule (pomme de terre). Elle est donc constituée de différents sucres (glucose, maltose, maltotriose, oligosides et polyosides) directement issus de cette réaction, dans des proportions qui dépendent du degré de l'hydrolyse.

Métabolisme : ce terme englobe toutes les réactions chimiques qui se produisent à l'intérieur des cellules ; comprend l'anabolisme et le catabolisme.

Micronutriments : nutriments sans valeur énergétique, mais vitaux pour notre organisme. Ils regroupent les vitamines, les minéraux et les oligoéléments. Ils sont actifs à de très faibles doses.

Minéralocorticoïde : classe de stéroïdes influençant le métabolisme hydrosodique.

Minéraux : composés inorganiques présents dans la nature ; sels.

Molécule : particule composée de deux ou plusieurs atomes unis par des liaisons chimiques.

Myéline : de façon général, sert à isoler et à protéger les fibres nerveuses ; substance constituée principalement de lipides dont les couches alternent avec des couches de protides.

Néoglucogenèse : formation de glucose à partir de molécules non glucidiques ; processus déclenché dans le foie quand la glycémie s'abaisse.

Neurotransmetteur : substance chimique libérée par les neurones et qui, en se liant aux récepteurs des neurones, stimule ou inhibe ces cellules.

Oligoéléments : substances présentes en très faible quantité dans les nutriments, qui n'apportent pas d'énergie mais sont indispensables au fonctionnement des organismes vivants, dont la flore. Cobalt, cuivre, iode, fer, fluor, manganèse, sélénium, zinc... sont des oligoéléments.

pH : potentiel hydrogène, une solution de $pH = 7$ est dite neutre ; une solution de $pH < 7$ est dite acide ; plus son pH s'éloigne de 7 (diminue) et plus elle est acide ; une solution de $pH > 7$ est dite basique ; plus son pH s'éloigne de 7 (augmente) et plus elle est basique.

Protéines : substances complexes formées par l'union d'un grand nombre d'acides aminés.

Protéolyse : dégradation des protéines.

Rythme circadien : regroupe l'ensemble des processus biologiques qui ont une oscillation d'environ 24 heures.

Rythme nycthéméral : terme utilisé en physiologie pour désigner une alternance d'un jour et d'une nuit correspondant à un cycle biologique de 24 heures.

Sarcoplasme : cytoplasme d'une fibre musculaire.

Transaminase : enzyme qui catalyse un type de réaction.

Turn-over protéique : rotation ou roulement.

Urée : principal déchet azoté excrété dans l'urine.

Valine : entre dans la composition des protéines ; la valine est un acide aminé essentiel non synthétisé par l'organisme, il doit donc être apporté par la nourriture (fromage blanc, poisson, volaille, graines, lentilles...).

$\dot{V}O_2max$: quantité maximale d'oxygène que l'organisme peut prélever, transporter et consommer par unité de temps. Cette $\dot{V}O_2max$ est obtenue lorsqu'un patient ne peut plus augmenter sa consommation d'O2 malgré l'augmentation d'une charge. La puissance alors développée correspond à la puissance maximale aérobie au-delà de laquelle les ressources énergétiques font appel à un système anaérobie qui va limiter rapidement l'effort. Chez un sujet en insuffisance cardiaque, on ne pourra pas obtenir la puissance aérobie maximale, mais l'on mesurera le pic de $\dot{V}O_2$.

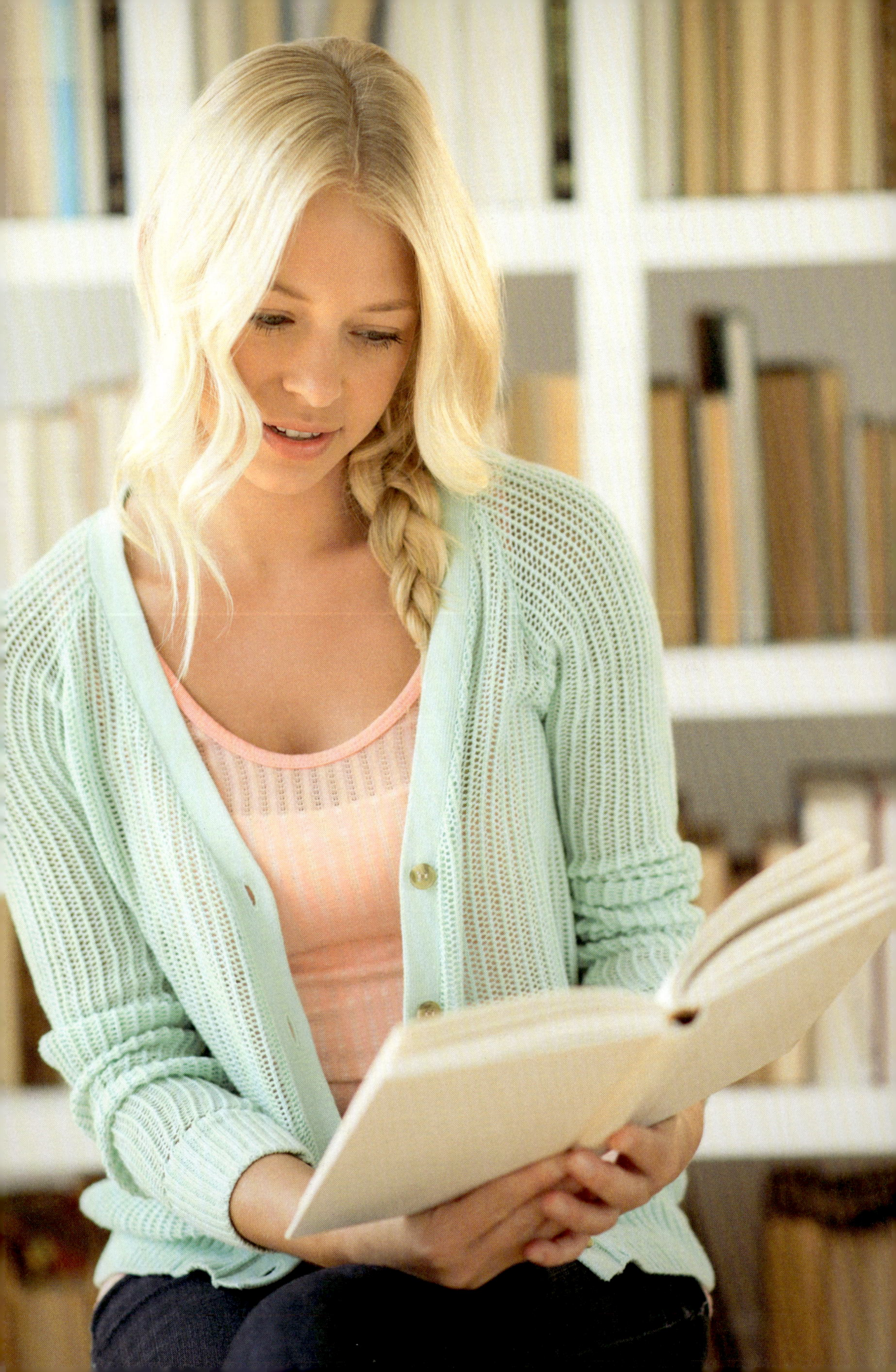

Bibliographie

Banting FG, Best C, Collip J, Campbell W, Fletcher A. (1992).
« Pancreatic extracts in the treatment of diabetes mellitus »
Can Med Assoc J ; 12:141–6.

Bliss M, (1993).
« Rewriting medical history : Charles Best and the Banting and Best myth »,
J Hist Med Allied Sci., vol. 48, n° 3, p. 253-74 .

Boonen E, Vervenne H, Meersseman P et al. (2013).
« Reduced cortisol metabolism during critical illness »,
N. Engl. J. Med.; 368:1477-1488.

**Chiara De Maddalena, Stella Vodo,
Anna Petroni and Anna Maria Aloisi. (2012).**
Impact of testosterone on body fat composition,
Journal of Cellular Physiology.
Volume 227, Pages : 3744–3748.

Desjardins I, Arabie S, St-Onge M. (1999).
L'anémie, La nécessité d'une nutrition préventive, Diététique en action.

Henning Wackerhage and Michael J. Rennie (2006).
How nutrition and exercise maintain the human musculoskeletal mass,
Journal of Anatomy, Volume 208, Issue 4, April 2006, Pages : 451–458.

Kris-Etherthon PM. (1999).
AHA Science Advisory.
Monounsaturated fatty acids and risk of cardovascular disease.
American Heart Association.
Nutrition Committee. 100(11) : 1253-8.

**Le Panse B, Labsy Z, Baillot A, Vibarel-Rebot N,
Parage G, Albrings D, Lasne F, Collomp K. (2012).**
Changes in steroid hormones during an international
powerlifting competition. Steroids. 2012 Nov;77(13):1339-44. doi:
10.1016/j.steroids.2012.07.015. Epub 2012 Aug 11.

Ledoux M, Lacombe N, St-Martin G. (2006).
Nutrition, sport et performance, Éditions Géo Plein Air, Canada.

Lee H, Kim S, Kim D. (2014).
Effects of exercise with or without light exposure on sleep quality and hormone reponses.
J Exerc Nutrition Biochem.18(3):293-9. doi: 10.5717/jenb.2014.18.3.293.

Millward,D.J. (2001).
Protein and amino acid requirements of adults : current controverses.
Canadian Journal of Applied Physiology, 26 (suppl.), S130-S140.

N. Zisape, R. Tarrasch, M. Laudon. (2005).
« The relationship between melatonin and cortisol rhythms : clinical implications of melatonin therapy »
Drug Development Research - New Drug Targets for Depression and Anxiety Part I : Focus on Monoamines : Volume 65, Issue 3, pages 119–125.

Nault, L., Guo, P., Jain, B., Bréchet, Y., Bruckert, F., & Weidenhaupt, M. (2013).
Human insulin adsorption kinetics, conformational changes and amyloidal aggregate formation on hydrophobic surfaces.
Acta biomaterialia, 9(2), 5070–9. doi:10.1016/j.actbio.2012.09.025.

Nicholas A Burd, Stuart M Phillips. (2011).
Nutrition for power and sprint training.
Sport and exercise nutrition.Pages: 134–145.

Norwegian School of Veterinary Science (2010).
« Persistent organic pollutants affect the stress hormone cortisol »

Rennie, M.J.and Tipton, K.D.(2000).
Proteinand amino acid metabolism during and after exercise and the effects of ntrition. Annual Reviews in nutrition, 20, 457-483.

RL Sack, AJ Lewy, ML Blood, LD Keith and H Nakagawa (1992).
« Circadian rhythm abnormalities in totally blind people: incidence and clinical significance »
Journal of Clinical Endocrinology and Metabolism,
Vol 75, 127-134, DOI:10.1210/jc.75.1.127.

Ronald J. Maughan (2008).
Effects of Exercise on Protein Metabolism, Nutrition in Sport.

Zorgati H, Collomp K, Amiot V, Prieur F. (2013).
Effect of pedal cadence on the heterogeneity of muscle deoxygenation during moderate exercise.
Appl Physiol Nutr Metab. 2013 Dec;38(12):1206-10. doi: 10.1139/apnm-2012-0504. Epub 2013 Jun 4.

Vibarel-Rebot N, Rieth N, Lasne F, Jaffré C, Collomp K. (2014).
Oral contraceptive use and saliva diurnal pattern of metabolic steroid hormones in young healthy women.
Contraception. 2014 Nov 25. pii: S0010-7824(14)00782-3. doi: 10.1016/j.contraception.2014.11.010.

Tarnopolsky,M.A.,Atkinson, S.A., MacDougall, J.D ., Chesley, A., Philips, S. and Schwarez, H.P. (1995).
Evaluation of protein requirement for trained strength athletes.
Journal of Applied Physiology,73.

Tarnopolsky,M.A.,Atkinson, S.A., MacDougall, J.D ., Chesley, A., Philips, S. and Schwarez, H.P. (1991) .
Whole body leucine metabolism during and after resistance exercise in fed humans.
Medecine and Science in sports and exercise, 23, 326-333.

Tomlinson JW, Walker EA, Bujalska IJ et al. (2004).
« 11Beta-hydroxysteroid dehydrogenase type 1: a tissue-specific regulator of glucocorticoid response » ,
Endocr Rev,25:831-866

Wagenmakers, A., F.Brouns, et coll. (1991).
Oxydation rates of orally ingested carbohydrated during proonged exercise in men.J.Applied.Physiology.75 :2774-2780.

Labsy Z, Prieur F, Le Panse B, Do MC, Gagey O, Lasne F, Collomp K. (2013).
The diurnal patterns of cortisol and dehydroepiandrosterone in relation to intense aerobic exercise in recreationally trained soccer players.
Stress.16(2):261-5. doi: 10.3109/10253890.2012.707259. Epub 2012 Jul 27.

■ **Le Panse B, Vibarel-Rebot N, Parage G, Albrings D, Amiot V, De Ceaurriz J, Collomp K. (2010).**
Cortisol, DHEA, and testosterone concentrations in saliva in response to an international powerlifting competition.
Stress. 13(6):528-32. doi: 10.3109/10253891003743440. Epub 2010 Jul 28.

■ **Beam JR, Gibson AL, Kerksick CM, Conn CA, White AC, Mermier CM. (2015).**
Effect of post-exercise caffeine and green coffee bean extract consumption on blood glucose and insulin concentrations.
Nutrition.31(2):292-7. doi: 10.1016/j.nut.2014.07.012.
Epub 2014 Aug 6.

■ **Hjerpsted J, Tholstrup T. (2015).**
Cheese and Cardiovascular Disease Risk:
A Review of the Evidence and Discussion of Possible Mechanisms.
Crit Rev Food Sci Nutr. 20:0.